# 李可学术经验学步实录

齐玉茹　编著

中国医药科技出版社

## 内容提要

　　本书即有理论，又有实践，全面记录了作者在跟随李可先生学习的过程中的所学、所想、所见、所闻。尤其是李可先生的讲记，深刻、精彩、难得。

## 图书在版编目（CIP）数据

　　李可学术经验学步实录/齐玉茹编著. —北京：中国医药科技出版社，2010.10

　　ISBN 978 - 7 - 5067 - 4777 - 6

　　Ⅰ.①李…　Ⅱ.①齐…　Ⅲ.①中医学临床 - 经验 - 中国 - 现代　Ⅳ.①R249.7

　　中国版本图书馆 CIP 数据核字（2010）第 178065 号

**美术编辑**　陈君杞

出版　中国医药科技出版社
地址　北京市海淀区文慧园北路甲 22 号
邮编　100082
电话　发行：010 - 62227427　邮购：010 - 62236938
网址　www. cmstp. com
规格　710 × 1020mm $^1/_{16}$
印张　15 $^3/_4$
字数　158 千字
版次　2010 年 10 月第 1 版
印次　2023 年 4 月第 12 次印刷
印刷　三河市百盛印装有限公司
经销　全国各地新华书店
书号　ISBN 978 - 7 - 5067 - 4777 - 6
定价　**29. 80 元**
本社图书如存在印装质量问题请与本社联系调换

# 序

　　弟子齐玉茹，男，38 岁，山东禹城一位农民的儿子。毕业于山西中医学院，经上级批准在太原小店区自办社区卫生服务站。从事古中医临证实践 5 年。2006 年收归门下，随我侍诊 5 年。

　　齐玉茹具有山东大汉豪爽坚毅的品格，慈悲为怀，救人急难的志向。5 年来勇闯明理、剂量、毒药治病、临证的大关，救治重危急病大症数十人，古中医后继有人，吾甚欣慰。

　　这本书是他学步历程的真实记录。

　　走上医圣张仲景所创立的古中医大道并不难，难的是勇于实践。

　　面对一个垂死的患者，你是一心赴救，还是退避三舍？纵使你瞻前顾后一小时，这个病人便失去最后挽救的机会。齐玉茹面对这样的危急时刻，从不犹豫，立即为病人开方、煎药、喂药，守护在侧，直到病人脱险，方才离去。这一点最为难能可贵。我的弟子大多出身贫苦，皆能急病人所急，未学做医，先学做人，德性无亏，则医技是可以学好的。

　　齐玉茹出身学院派，头脑中也有许多背离古中医大道的杂念，他能以圆运动在古中医学"一气周流"理论为鉴别古今医书是非的标准，严格解剖自己，脱胎换骨，使自己能完全融入中国古代文化的思维之中，所以学有所成。他对《内经》、《伤寒论》的解读，对圆运动学说的通俗化，是研读易经3年零7个月后才得以完成。这对青年一代正确理解古中医的精神实质有所裨益。

回归经典之路，难关重重，一个青年人，能够做到这一点，已属不易。书中许多不足及错误之处，希望得到海内外同道的批评指教！

李可 庚寅中秋于山西灵石
时年八十一岁

# 前　言

中医学，是中国固有的传统医学，以中国的元典文化书籍——《易经》为思想基础。其诞生于中华先贤长期的利用自然、认识自然、并与各种自然灾害作斗争的过程中，有着强大的生命力及客观而独特的认识论与方法论。因此，她既是一门医学学科，又是自然学科、文化学科。立足于天人一体的生命宇宙整体观，认为世界是一个大宇宙是一个太极，而人身是一个小宇宙也是一个太极。世界万事万物的变化皆为一阴一阳的变化，人最早的生命是天地之气氤氲而生，并与天地之气的千变万化保持和谐一致。

在中华大地上，约诞生于 2500 年前的《黄帝内经》，是中医学的元典，后世诸家皆视其为"龟镜"，医圣是之，药王是之，……。于是便有了古中医学天人一体的、完善的整体辨证论治理论体系。为中华民族乃至世界人民的生生不息的繁衍做出卓越的贡献。在历史不断推进的过程中，虽饱经风霜，但其对于人类生存和发展仍然发挥着不可替代的作用。尤其是在当代，人人追求健康、想要拥有健康，更应该研而读之，以使其能为"万民式"。

古人以取类比象的方法，把宇宙自然万事万物的变化，以《易经》阴阳的观点来结合五行学说加以解释说明，并以此来对应于人体，用以解释说明人体的变化。把元气对人体

1

的重要性比喻为太阳、月亮在整个宇宙自然的重要性。把风、寒、暑、湿、燥、火六淫邪气对人体的影响，比喻为风、雨、雷、电等对自然万物的影响，把阳气与脾胃对人体的生化比作太阳与大地对自然万物的生化。把人体的气血运行变化与自然气候变化类比相对，等等。

《易经》在解释宇宙自然万事万物发生发展变化时，是这样讲的——伏羲八卦（先天八卦）：天地定位，山泽通气，雷风相薄，水火不相射，八卦相错。起震而历离、兑，以至于乾，数已生之卦也；自巽而历坎、艮，以至于坤，推未生之卦也。文王八卦（后天八卦），乾降于坤为坎，坤升于乾为离，离代表太阳、火，是产生生命的必要条件；坎代表月亮、水，坎离交合，生命诞生。在人则喻为人体本于先天肾气与后天胃气构成的浑元一气——元气，且有序的运行于一身，周流不息，方能维持人的生命。而自然是一个大宇宙，人身是个小宇宙，宇宙自然的千变万化皆为一阴一阳的周流不息的、和谐一致的运动变化。

医圣张仲景，在与疾病的长期斗争中认真实践了《易经》、《黄帝内经》之理法，以《阴阳大论》、《黄帝内经》、《八十一难经》等为理论基础，开辨证论治之先河，创六经辨证之大法以统百病之理。为后世奠定了一套完善而有效的防治疾病的理法方药基础。正如《内经》所言："故邪风之至，疾如风雨，故善治者治皮毛，其次治肌肤，其次治筋脉，其次治六腑，其次治五脏。治五脏者半生半死也。""是故圣人不治已病治未病，不治已乱治未乱，此之谓也"。

本书袭以《黄帝内经》之理为主旨，师医圣《伤寒杂病论》、彭子益及恩师李可之说，引用临证实例来加以简要解释说明。本人学识浅薄，阅历短浅，1972 年出生于山东禹城农村家庭。1992 年有幸就读于山西中医学院，励志苦读，业满 3 年。出于生计，于 1995 年初走上行医之路，勉强为之，既"不能尽愈诸病"，又不能够"见病知源"，浑浑噩噩达 10 年之久。

　　2006 年，适逢于太原从事社区卫生工作之际，岳母关氏身患风心重病，苦于求治无门。后有幸求治于恩师李可名下，调治月余，竟危命再生，方知天下竟有奇术，虽潜心揣摩亦不得其解，冥思苦想，既不得其然，亦不知其所以然。决心拜师学医，多次拜求于师父门下，老人宅心怜才收吾为徒，多年精心教化，指点迷津，重温岐黄医圣之路，才迷途知返，得有不才之见。望不吝斧正为盼！

齐玉茹于山西太原

2010 年 9 月

# 写 在 前 面

李可老先生的学术思想、临证经验是穷其一生，在无数次同疾病斗争的过程中逐渐累积起来的，凝聚了老先生的智慧和心血，这正是我们不得不敬重、不得不学习的原因。然而更值得我们敬重和学习的是李可老先生的医德，老先生在本书的序言中说过"德行无亏，方能学有所成"。

本书作者齐玉茹正是传承了李可老先生的医德，"面对病人，一心赴救，不计个人得失"，才得到李可老先生的垂爱，方才学有所成，以医术救人。

"学步实录"是李可老先生对于本书的命名，这正表明了李可老先生的心愿，那就是希望能有更多的人走上古中医学的大道，医术得以提高，跟着老先生的步伐，不断向前，勇于实践，敢于尝试。这正如李可老先生在书中所说"很多艰难险境，危急时刻，我们老一辈人都亲身经历过，尝试过，并都一一闯了过来，青年一代完全可以放心大胆地去实践我们的经验"。我想，李可老先生将本书名为"学步"，其精髓应在此处。

记得禅宗有关人对事物的认知有这样的描述：最初看山是山，看水是水，慢慢地，看山不是山，看水不是水，到了最后阶段，看山还是山，看水还是水。这是我们认知事物的过程，由外而内，由浅而深，由学习到领悟，最后升华的全

1

过程。

　　具体回到"学步实录"这本书，我们也希望大家由最初的学步，到最后自己奔跑，勇闯理论、剂量、毒药、临证四大关，闯出一条自己的路来，这也是李可老先生对大家的期望吧。

　　最后，向李可老先生致敬！

　　我们将一如既往的踏实工作，跟老先生一道，为古中医的传承尽心尽力。

中国医药科技出版社

董　旭

2010 年 10 月

# 目　　录

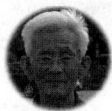

# 古中医学的认识论——气一元论

药王孙思邈有云：不知《易》，不足以言太医。

《素问·气交变大论》曰：夫道者上知天文，下知地理，中知人事，可以长久。在此，先贤已经告知了我们后人应当如何研究、学习中医。

天为阳地为阴，天性乾地性坤，《易》曰：大哉乾元，万物资始，乃统天；至哉坤元，万物资生，乃顺承天。天行健，君子以自强不息。地势坤，君子以厚德载物。然天有阴阳，地亦有阴阳，万事万物皆有阴阳，而其变化亦为一阴一阳动态平衡，圆道周流生生不息的变化。老子《道德经》：人法地，地法天，天法道，道法自然。一语道破了人与自然的关系。

孔子曰：易有太极是生两仪。无极本太极，太极生两仪，两仪生四象，四象生八卦。即老子所言：道生一，一生二，二生三，三生万物。此道即阴阳之道，而其变化过程皆为宇宙自然一阴一阳的变化。认为世界是一个从无到有圆道周流无限发展的变化过程。太极就是浩瀚无穷、深邃难窥的宇宙，是万事万物赖以生存的共同平台。两仪是指太极产生的并动

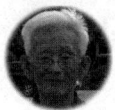

态平衡运动的阴阳，而宇宙万物万象亦各有阴阳。四象是由阴阳的和谐运动而自然产生的少阳、老阳、少阴、老阴，亦指春、夏、秋、冬四个节气，亦指东、南、西、北（青龙、白虎、朱雀、玄武）四方……。八卦是指世界万事万物，也指八方。认为四季变化是循环往复永无止境的，万物的成长、消亡都取决于四季的变化。而四季变化的现象即是阴阳变化的结果，人体的变化能与其保持和谐一致，方能健康无病生生不息。《内经》曰：阴阳者，天地之道也，万物之纲纪，变化之父母，生杀之本始，神明之府也，治病必求于本。而此"本"在天为阴阳一气，在人亦为阴阳一气。

此即古中医学所讲的气一元论。

# 古中医学天人一体的整体观

《素问·生气通天论》：夫自古通天者，生之本，本于阴阳，天地之间，六合之内（东、西、南、北及上下六方位）其气九州（冀、兖、青、徐、扬、荆、豫、梁、雍）九窍，五脏，十二节（两腕、两肘、两肩、两髀、两膝、两踝），皆通于天气。其生五（金、木、水、火、土）其气三（三阴、三阳）。苍天之气清净，则志意治，顺之者阳气固，虽有贼邪弗能害也，此因时之序。……阳气者，若天与日，失其所则折寿而不彰。故天运当以日光明，是故阳因而上，卫外者也。……凡阴阳之要，阳密乃固，两者不和，若春无秋，若冬无夏，因而和之，是谓圣度。故阳强不能密，阴气乃绝；阴平阳秘，精神乃治，阴阳离决，精气乃绝。

**浅释：**自古以来，宇宙自然的万物，皆以通于天气为赖以生存地根本，本于天之阴阳，天地之间，东西、南北及上、下六合之内，阴阳的变化在九州之域，人体的九窍、五脏、十二节，皆通于天气。天气衍生五行，阴阳之气随其阴阳胜衰变化分三阴、三阳，若屡伤此气，则邪气会伤及人，此乃人可以健康长寿生命得以延续的本元。天气清净，人则情志

3

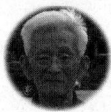

舒和，顺应天气的变化就会阳气固密，即使有贼风邪气也不能伤寒及人，此乃顺应时序阴阳变化的结果。……人体的阳气，就象天上的太阳，失去其应有的位次，就会折损寿命而降低生命力。缘于天气的运行变化，当是以太阳的普照来体现，所以人体阳气的正常运行应该是自下而上，卫行于表。……人体的阴阳之气能正常发挥作用的要点，在于阳气能密布全身并固守阴精，阴阳不能协调平衡，就象一年四季有春无秋，有冬无夏，因而阴阳平衡协调的运动是最佳标准。所以阳气亢盛或不能密布一身，阴气则会受损直至殆尽；阴气平和、阳气有序的升发运行，人的精力、精神才能够充沛，阴阳分离，元气则会散尽。

《金匮真言论》：夫言人之阴阳，则外为阳，内为阴。言人身之阴阳，则背为阳，腹为阴。言人身之脏腑中阴阳，则脏者为阴，腑者为阳：肝、心、脾、肺、肾五脏皆为阴；胆、胃、大肠、小肠、膀胱、三焦六腑皆为阳。……东方青色，入通于肝，开窍于目，藏精于肝，其病发惊骇，其味酸；其类草木，……其应四时，上为岁星（木星），是以春气在头也，其音角，其数八，是以知病在筋也，……。南方赤色，入通于心，开窍于耳，藏精于心，故病在五脏，其味苦，其类火，其应四时，上为莹惑星（火星），是以知病在脉也，其音徵，其数七，……。中央黄色，入通于脾，开窍于口，藏精于脾，故病在舌本，其味甘，其类土，……其应四时，上为镇星（土星），是以知病之在肉也，其音宫，其数五，……。西方白色，入通于肺，开窍于鼻，藏精于肺，故病在背，其味辛，其类金，……其应四时，上为太白星（金星），是以知病之在皮毛也，其音商，其数九……。北方黑色，入通于肾，开窍于二阴，藏精于肾，故病在溪（肉之小会为溪，盖为今人所言腰痠、背痛、腿抽筋），其味咸，其类水，……其应四时，上为辰星（水星），是以知病之在骨也，其音羽，其数六，……。

**浅释**：如若论及人体的阴阳划分，则体表属阳，体内属阴。论及人体表面的阴阳属性划分，则背面为阳，腹面为阴。论及人体的脏腑之间的阴阳属性划分，则脏为阴，腑为阳，肝、心、脾、肺、肾五脏皆属阴，胆、胃、大肠、小肠、膀胱、三焦六腑皆属阳。……东方、青色，对应于肝，肝开窍于目并藏精气于肝，其发病表现为惊骇，其合五味为酸，其类同于草木，……其应四时之春，上对应天体木星，因为春季阳气升发而其气在头，其合五音为角，其成数为八，肝在体为筋，所以可知其发病常反应在筋，……。南方、赤色，对应于心，心开窍于耳，并藏精气于心，"心者，君主之官，神明出焉，主不明，则十二官危矣。"心病则五脏亦病，其合五味为苦，其类同于火，……其应四时之夏，上对应天体火星，其在体为脉，所以当其发病也常反应在脉，其合五音为徵，其成数为七，……。中央、黄色，对应于脾，脾开窍于口，并藏精气于脾，"舌为心之苗，脾之外候"，所以其发病可体现于舌，其合五味为甘，其类同于土，……其应对于四时之气（土旺于四时），上对应天体土星，脾在体为肉，所以

5

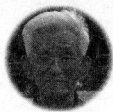

可知其发病常反应在肉，其合五音为宫，其生数为五，……。西方、白色，对应于肺，肺开窍于鼻，并藏精气于肺，肺之俞在背，故其病变可体现在背部，其合五味为辛，其类同于金，……其气应于四时之秋，上对天体之金星，肺在体为皮毛，所以应知其发病常反应在皮毛，其合五音为商，其成数为九，……。北方、黑色，对应于肾，肾开窍于二阴，并藏精气于肾，"溪谷属骨，皆有所起，溪乃小分之肉，连于筋骨之间"，肾在体为骨，所以应知道其发病常反应在溪、骨，其合五味为咸，其类同于水，……其对应四时之冬，上对天体之水星，其合五音为羽，其成数为六，……。

《素问·宝命全形论》：天覆地载，万物悉备，莫贵于人，人以天地之气生，四时之法成。……夫人生于地，悬命于天，天地合气，命之曰人。

**浅释**：整个宇宙自然，天覆于上地载于下，万物皆备，自然万物最为珍贵的是人类。人乃天地之气氤氲而生，随四季温、热、凉、寒的天气变化，而完成其生、长、化、收、藏的正常生命活动。……人生成于地，而命赋于天（注：人不能改变自然的变化，只能顺应自然的变化，故曰"悬命于天"），天气下降地气上升，阴阳交泰，才能有人正常的生命活动。

《素问·五脏别论篇》：脑、髓、骨、脉、胆、女子胞，此六者，地气之所生也，皆藏于阴而象于地，故藏而不泻，名曰奇恒之腑。夫胃、大肠、小肠、三焦、膀胱，此五者，天气之所生也，其气象天，故泻而不藏，此受五脏浊气，名曰传化之腑，此不能久留，输泻者也。魄门亦为五脏使，水谷不得久藏。所谓五脏者，藏精气而不泻也，故满而不能实也。六腑者，传化物而不藏，故实而不能满也。

**浅释：** 脑、髓、骨、脉、胆、女子胞，此六者乃禀地气而生，皆象大地一样储藏阴精，所以他们的功能是藏而不泻，名曰奇恒之腑。胃、大肠、小肠、三焦、膀胱，乃禀天气所生，其功能同天一样不息地运转。所以是泻而不藏的，他们受纳五脏传输之浊气，其浊气不能在此长时间停留，便被传输排泄，所以叫传化之腑。肛门也为五脏行使排泄功能，水谷方不能久藏于体内。人的五脏，是藏精气而不能露泻的，所以其储藏的精气是饱满而不能过于实。人的六腑，其功能为传化谷物而不能久留，所以其能充实却不能保持长期饱满。

《素问·六节脏象论》：天食人以五气，地食人以五味。五气入鼻，藏于心肺，上使无色修明，音声能彰。五味入口，藏于肠胃，味有所藏，以养五气，气和而生，津液相成，神乃自生。

**浅释：** 天供给人类五气，地供给人类五味。五气吸入于鼻，藏于心肺，其气上升可使无华之面得以明润，声音能够洪亮。五味由口而入，贮藏于肠胃，各受纳其味，以滋养五脏之精气，五脏之精气和谐而有生化机能，津液随之生成，人的生命活动便由此而产生。

心者，生之本，神之处也，其华在面，其充在血脉，为

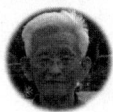

阳中之太阳，通于夏气。肺者，气之本，魄之处也，其华在毛，其充在皮，为阳中之太阴，通于秋气。肾者，主蛰，封藏之本，精之处也，其华在发，其充在骨，为阴中之少阴，通于冬气。肝者，罢极之本，魂之居也，其华在爪，其充在筋，以生血气，其味酸，其色苍，此为阳中之少阳，通于春气。脾、胃、大肠、三焦、膀胱者，仓廪之本，营之居也，名曰器，能化糟粕，转味而入出者也，其华在唇四白，其充在肌，其味甘，其色黄，此至阴之类，通于土气。凡十一脏，取决于胆也。

浅释："心者，君主之官，神明出焉"，且"心主血脉"，为生命之根本，"心藏神"为神志的处所，其荣华表现于面部，能充养血脉，为阳中之太阳，与自然之夏气相通。"肺主气，司呼吸"，"诸气者，皆属于肺"，为气之根本，"肺藏魄"，为魄之处所，其荣华在毛，充养于皮肤，为阳中之太阴，与自然之秋气相通。肾者，五行属水，应四时之冬主蛰，而为封藏之本，为元精之处所，其荣华表现于发，肾主骨而充于骨，为阴中之少阴，与自然之冬气相通。肝主筋，"诸筋者，皆属于节"，为耐受疲劳之根本，"肝藏魂"，为魂之处所，其荣华表现与爪，其充养于筋，"故人卧血归于肝"，肝藏血属木位于东方初气升发之时，可以生血气，合五味为酸，合五色为苍，为阳中之少阳，与自然之春气相通。脾、胃、大肠、小肠、三焦、膀胱，仓廪之本，为营气之处所，名之为器，皆能传化糟粕，运转饮食五味的出入，其荣华表现在口唇四旁的白肉，其充养于肌肉，合五味为甘，合五色为黄，其传化之糟粕皆为至浊至阴之类，与自然之土气相通，"五脏六腑共为十一脏，胆主甲子，为五运六气之首，胆气升，则十一脏腑之气皆升，故取决于胆也。所谓求其至也，皆归始春"。

# 古中医学天人一体整体观的渊源

《素问·天元纪大论篇》：太虚寥廓，肇基化元，万物资始，五运终天，布气真灵，摁统坤元，九星悬朗，七曜周旋，曰阴曰阳，曰柔曰刚，幽显既位，寒暑弛张，生生化化，品物咸章。

**浅释：**浩瀚无际的宇宙，是化生物质的本元（一元）基础，因此万物开始资生，五运行于天道，终而复始，周流不息，布施的天地一元真气，囊括了大地生化的本元，天蓬、天芮、天冲、天辅、天禽、天心、天任、天柱、天英九星悬照于天空，日、月与金、木、水、火、土五星按周天之度旋转，万物便有了阴阳的不断变化，柔刚不同之性，黑夜和白昼按一定的规律出现，寒冷和暑热按一定的季节往来，如此生生不息之机，变化无穷之道，品位于宇宙的万物之象都显露无异。

阴阳之气各有多少，故曰三阴三阳也。形有盛衰，谓五行之治，各有太过不及也。故其始也，有余而往，不足随之，不足而往，有余从之，知迎知随，气可与期。

**浅释：**阴阳之气因气之多少，名之曰：厥阴、少阴、太阴、少阳、阳明、太阳。五运因其运气运行形势之盛衰变化，名之曰木、火、土、金、水之运行规律，均有太过与不及之分。所以三阴三阳之变化与五行之运行规律，均为"有余而往，不足随之，不足而往，有余从之，"知晓迎至之气与随至之气，方可掌握一年主气的情况。

天有五行御五位，以生寒暑燥湿风，人有五脏化五气，以生喜怒思忧恐。论言五行运相袭而皆治之，终期之日，周而复始。……夫五运阴阳者，天地之道也，万物之纲纪，变化之父母，生杀之本始，神明之府也，可不通乎！故物生谓之化，物极谓之变，阴阳不测谓之神，神用无方谓之圣。夫变化之为用也，在天为玄，在人为道，在地为化。化生五味，道生智，玄生神。神在天为风，在地为木；在天为热，在地为火；在天为湿，在地为土；在天为燥，在地为金；在天为寒，在地为水。故在天为气，在地成形，形气相感而化生万物矣。然天地者，万物之上下也，左右者，阴阳之道路也；水火者，阴阳之征兆也；金木者，生成之终始也。气有多少、形有盛衰，上下相召而损益彰矣。

**浅释：** 天有木、火、土、金、水五行临御于东、南、中、西、北五个方位，从而有了寒、暑、燥、湿、风的气候变化，人有肝、心、脾、肺、肾五脏化生五志之气，从而有了喜、怒、思、忧、恐的情志变化。经论已言明五运之气乃递相沿袭而各有主治之季，一年终结之时，再周而复始运行不息。……而五行、阴阳的运行变化乃是整个自然的变化规律，是统筹万物的总纲，是自然万物发展的基础，是万物生长消亡

11

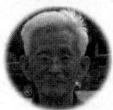

的本元，天地有着无穷变化的根源所在，此理不可不通矣！因而事物的始生称谓"化"，发展变化到极点再发展称谓"变"，若阴阳的变化无法预测则称谓"神"，能够驾驭这种变化者谓"圣"。此变化的作用，在自然则表现为深邃无尽，在人则表现为认识并应用此变化规律，在地则表现为万物生、长、收、藏的变化。物质的变化产生五味，认识并掌握了自然的变化规律则可产生应用其规律的智慧，此智慧作用于自然可发生无穷的变化。"神"的作用，在天为风，在地为木；在天为热，在地为火；在天为湿，在地为土；在天为燥，在地为金；在天为寒，在地为水。然而在天却为无形之气，在地则为有形之物，形气相感的变化则产生万物。然天覆地载，天地为万物之上下，左右为阴阳运行的道路；水属阴、火属阳，所以水火是阴阳的表现形式；春华秋实，所以金秋（金气）、春木（木气）是万物生长过程的终始。气有多少的变化、形有盛衰的变化，皆是因在天之气与在地之形相互作用而表现出来的。

寒暑燥湿风火，天之阴阳也，三阴三阳上奉之。木火土金水火，地之阴阳也，生长化收藏下应之。天以阳生阴长，地以阳杀阴藏。天有阴阳，地亦有阴阳。故阳中有阴，阴中有阳。所以欲知天地之阴阳者，应天之气，动而不息，故五岁而右迁；应地之气，静而守位，故六期而环会。动静相召，上下相临，阴阳相错，而变由生也。

**浅释：**寒、暑、湿、燥、风、火六气，乃天之阴阳，然地之三阴三阳上奉承之（即下文：厥阴之上，风气主之；少阴之上，热气主之；太阴之上，湿气主之；少阳之上，相火主之；阳明之上，燥气主之；太阳之上，寒气主之）。木、火、土、金、水、火（五行各一，火有君相）五行，乃地气之阴阳也，春木主生、夏火主长、长夏土主化、秋金主收、冬水主藏，在下以应之。天气主春夏季节的阳气生、阴气长，地气主秋冬季节的阳气萧杀、阴气封藏。天气有阴阳，地气也有阴阳。然天为阳地为阴，所以阳中有阴，阴中有阳。所以想了解天地之气的阴阳变化，当五行应天之六气，常年运行不息，自左向右（由东向西）五年一个轮回；六气应地之气，运行相对较慢并各守其位，故六年一个轮回（即十天干配十二地支之说）。运行较快之天气与运行较慢之地气相互感召，上下相互加临，天地之气互相交错，万物的变化就由此发生了。即天地之气氤氲，阴阳交泰，万物萌生繁茂之象。

天以六为节，地以五为制。周天气者，六期为一备；终地纪者，五岁为一周。君火以名，相火以位。五六相合，而七百二十气，为一纪，凡三十岁，千四百四十气，凡六十岁，而为一周，不及太过，斯皆见矣。

**浅释**：天气以六为节，地气以五为制。天气圆道周流循环一周需六年，称为一备；地气循环一周需五年，称为一周。火运之君火有其名而不主令，由相火替代宣化火令。五运和六气动而不息，相互结合，合计七百二十气，（五日谓之候，三候谓之气；宇宙一天的气候变化类同于一年的气候变化）称为一纪，共三十年，一千四百四十气，共计六十年，而称为一周，五运和六气的不及和太过，全部可以表现出来。

甲己之岁，土运统之；乙庚之岁，金运统之；丙辛之岁，水运统之；丁壬之岁，木运统之；戊癸之岁，火运统之。

**浅释：**甲己年，由土运主理；乙庚年，由金运主理；丙辛年，由水运主理；丁壬年，由木运主理；戊癸年，由火运主理。

子午之岁，上见少阴；丑未之岁，上见太阴；寅申之岁，上见少阳；卯酉之岁，上见阳明；辰戌之岁，上见太阳；巳亥之岁，上见厥阴。少阴所谓标也，厥阴所谓终也。厥阴之上，风气主之；少阴之上，热气主之；太阴之上，湿气主之；少阳之上，相火主之；阳明之上，燥气主之；太阳之上，寒气主之。所谓本也，是谓六元。

**浅释：**子午年，为少阴司天；丑未年，为太阴司天；寅申年，为少阳司天；卯酉年，为阳明司天；辰戌年，为太阳司天；巳亥年，为厥阴司天。少阴为阴气之起始，厥阴为阴气之终结。厥阴司天，风气主令；少阴司天，热气主令；太阴司天，湿气主令；少阳司天，相火主令；阳明司天，燥气主令；太阳司天，寒气主令。这就是三阴三阳的本元（天一真气），因此称谓六元。

《素问·五运行大论篇》是明道也，此天地之阴阳也。夫数之可数者，人中之阴阳也，然所合，数之可得者也。夫阴阳者，数之可十，推之可百，数之可千，推之可万。天地阴阳者，不以数推，以象之谓也。

**浅释：**其阐明的道理，是关于天地之阴阳变化的。然关于阴阳之数可以数的，乃人体中之阴阳，必然合乎可以数得出的阴阳之数。关于阴阳的演变变化，可以由一而十，十而百、百而千、千而万。所以天地阴阳的变化，不必用数来类推，而以自然万物千变万化的自然现象即可说明。

帝曰：寒暑燥湿风火，在人合之奈何？其于万物，何以生化？岐伯曰：东方生风，风生木，木生酸，酸生肝，肝生筋，筋生心。其在天为玄，在人为道，在地为化。化生五味，道生智，玄生神，化生气。神在天为风，在地为木，在体为筋，在气为柔，在脏为肝。……其味为酸，其志为怒。怒伤肝，悲胜怒，风伤肝，燥胜风，酸伤筋，辛胜酸。

南方生热，热生火，火生苦，苦生心，心生血，血生脾。其在天为热，在地为火，在体为脉，在气为息，在脏为心。……其味为苦，其志为喜。喜伤心，恐胜喜；热伤气，寒胜热；苦伤气，咸胜苦。

中央生湿，湿生土，土生甘，甘生脾，脾生肉，肉生肺。其在天为湿，在地为土，在体为肉，在气为充，在脏为脾。……其味为甘，其志为思。思伤脾，怒胜思；湿伤肉，风胜湿；甘伤脾，酸胜甘。

西方生燥，燥生金，金生辛，辛生肺，肺生皮毛，皮毛生肾。其在天为燥，在地为金，在体为皮毛，在气为成，在脏为肺。……其味为辛，其志为忧。忧伤肺，喜胜忧；热伤皮毛，寒胜热；辛伤皮毛，苦胜辛。

北方生寒，寒生水，水生咸，咸生肾，肾生骨髓，髓生肝。其在天为寒，在地为水，在体为骨，在气为坚，在脏为肾，……其味为咸，其志为恐。恐伤肾，思胜恐；寒伤血，

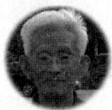

燥胜寒；咸伤血，甘胜咸。

五气更立，各有所先，非其位则邪，当其位则正。

**浅释**：黄帝问曰：寒、暑、燥、湿、风、火六气，在对应人体时是如何应合的呢？其对自然万物，是如何化生的呢？岐伯回答说：东方应春季而生风气，风使木生长，木生酸味，酸味滋养肝，肝滋养筋，肝气经筋可滋养心。寒、暑、燥、湿、风、火的变化在天则表现为深邃无尽，在人则为认识宇宙自然变化的规律，在地则表现为万物生、长、化、收、藏的自然变化。其变化并可化生有益于人的五味，认识了宇宙自然的变化规律可产生利用自然的无穷智慧，深邃无尽的变化可产生神奇的自然变化现象，其变化可化生蓬勃生机。风气的莫测变化体现在天应为风，在地应为木，在人体应为筋，在气应为柔和，在脏应为肝。……其合五味为酸，合五志为怒。然怒可伤肝，悲能制怒，风可伤肝，燥能制风；酸可伤筋，辛能制酸。

南方应夏季而生热气，热能生火，火能生苦味，苦味能滋养心，心可生血，心气经血可滋生脾。其莫测的变化体现在天应为热，在地应为火，在人体应为脉，在气应为生生不息的生长，在脏应为心。……然喜可伤心，恐能制喜；热可伤气，寒能克热；苦可伤气，咸能制苦。

中央应长夏而生湿气，湿能生土，土能生甘味，甘味能滋养脾，脾能滋生肉，脾气经肉可滋养肺。其莫测的变化体现在天应为湿，在地应为土，在人体应为肉，在气应为不断的运化，在脏应为脾。……其合五味为甘，合五志为思。然思可伤脾，怒能克思；湿可伤肉，风能克湿；甘可伤脾，酸能克甘。

西方应秋季而生燥，燥可生金，金能生辛，辛味能滋养肺，肺能滋养皮毛，肺气经皮毛可滋养肾。其莫测的变化体现在天应为燥，在地应为金，在人体应为皮毛，在气应为收获，在脏应为肺。……其合五味为辛，合五志为忧。然忧可伤肺，喜能制忧；热可伤皮毛，寒能克制热；辛可伤皮毛，苦能制辛。

北方应冬季而生寒，寒可生水，水能生咸，咸能生肾，肾能生骨髓，肾气经骨髓可滋养肝。其莫测的变化体现在天应为寒，在地应为水，在人体应为骨，在气应为紧密的封藏，在脏应为肾，……其合五味为咸，合五志为恐。然恐可伤肾，思能制怒；寒可伤血，燥能制寒；咸可伤血，甘能制咸。

此五气递相而立其本位，运行各分先后，非其位而见则为邪气（本气自病），当其位而见则为正气。

《伤寒杂病论》有云："夫天布五行，以运万类；人禀五常，以有五脏"。

《河图》曰：天一生水，地六成之；地二生火，天七成之；天三生木，地八成之；地四生金，天九成之；天五生土，地十成之。简言之即是宇宙自然万物因季节和时间的天气变化而产生的水、火、木、金、土五气，作用于地面生物所发生的藏、长、生、收、化的生生不息过程，因此过程方能化生万物，在人体亦以应之。

白色的点，是代表大气的阳性。黑色的点，是代表大气

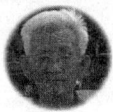

的阴性。下方一白点，代表大气下沉。上方两黑点，代表大气上浮。左方三白点，代表大气上升。右方四黑点，代表大气下降。中央五白点，代表沉浮升降的中气。中央五点加五点为十点，代表中气为阴阳化合的圆运动个体的枢轴。下方一点加五点为六点，代表沉气中有中气。沉气中有中气，则下沉仍然上浮，以构成圆运动。上方两点加五点为七点，代表浮气中有中气，则上浮仍然下沉，以构成圆运动。左方三点加五点为八点，代表升气之中有中气。升气之中有中气，则左升仍然右降，以构成圆运动。右方四点加五点为九点，代表降气中有中气。降气之中有中气，则右降仍然左升，以构成圆运动。可以看出，三阳统于阳明胃戊土之气，三阴统于太阴脾己土之气，在宇宙自然、人体，土气（中气）的重要性。

白点加入黑点代表阳中有阴，黑点加入白点代表阴中有阳。如阳性直上阴性直下，则不能构成圆运动，阴阳离决，精气乃绝。必阴阳化合而成圆运动，上下左右皆含有中气以生元气，土能伏火、水能藏火，方能构成宇宙自然、人体的圆运动。造化的圆运动个体的构成，必先有沉，后有浮。沉贵能升，浮贵能降。沉浮有先后之分，升降无先后之别。辨证施治过程中，强调土伏火的原因即在于此。

八卦图表示造化之成，只是太阳的热，经秋降入地下的水中，又经春由水中升出地面上来，又经秋由地面降入水中，升极而降，降极而生，升降不已，所以构成圆运动。河图表示宇宙造化，中气居沉浮升降之中。中气之成，在沉浮升降之后。而中气之用，又皆寓于沉浮升降之间。升者，所以使沉的不可再沉。降者，所以使浮的不可再浮。中气者，升降之枢轴也。即人体之生命之本本于先天肾气，后天胃气，藏于肾以生元气，元气温养五脏六腑、四肢百骸、皮毛筋肉；宇宙生命之本，五行之气必归于土及土下水中，再生出于地面方生万物。

一二三四五，代表大气内所有五种物质（五行），以构成圆运动个体的次序。六七八九十，代表大气中五种物质能量，在人体则为（先天肾气与后天胃气的混合体）物质经能量的推动以完成整个圆运动。河图个体，下"一"代表水数，上"二"代表火数，左"三"代表木数，右"四"代表金数，中"五"代表土数。圆的虚线，在宇宙为地面之际，在人体为胸下脐上之间。河图与八卦图即代表宇宙有生个体物质能力的圆运动，也代表人身个体物质能力的圆运动。八卦图的圆运动，一年一整个，一日一整个。河图的圆运动，一年一整个，一日一整个，一时一刻一分一秒以至无可分析。人的个体，则具有八卦图与河图的圆运动，而成为本身个体的圆运动。

## 古中医学天人一体的整体辨证施治原理与方法

《素问·上古天真论》：夫上古圣人之教下也，皆谓之虚邪贼风，避之有时，恬惔虚无，真气从之，精神内守，病安从来。

**浅释：** 上古时代深得养生之道者，在教导普通人时皆告诫他们，一切伤人本气之虚邪贼风，要及时避开，保持心情安逸、舒畅、心无杂念，以使元气旺盛、顺畅的运行于一身，精神持守于内，便不会得病。

《素问·四气调神大论》：从阴阳则生，逆之则死，从之则治，逆之则乱，反顺为逆，是谓内格。是故圣人不治已病治未病，不治已乱治未乱，此之谓也。夫病已成而后药之，乱已成而后治之，譬犹渴而穿井，斗而铸锥，不亦晚乎！

**浅释：** 顺应四时阴阳的变化而生活，才能够很好的生存，逆之则会对身体造成各种伤害，能顺从之则人体的一切机能正常，不能顺从之则会变生异常，若养生与四时阴阳颠倒、背道而行，则运行于人体的五运六气会产生格拒之势。所以深得养生之道的人不等疾病发生再去治疗，而是防治于未发病之前，不是等五运六气（本气）的运行出现异常的变化再去治理，而是顺应四时阴阳的变化防患于未然，就是因此道理。如果等到疾病已经产生再去治疗，五运六气（本气）的运行出现异常变化再治理，犹如饥渴时再打井，战争已经发生再铸造兵器，那就太迟了！

《素问·阴阳应象大论》："阴阳者天地之道也，万物之纲纪，变化之父母，生杀之本始，神明之府也，治病必求于本。

**浅释：** 阴阳之道，即是宇宙自然的规律，是万事万物遵循的总原则，万物发生发展变化的本元，万物生存、消亡的基本点，万物产生千变万化的动力基础，因此原理，所以在治疗疾病时必须探求其致病的根本原因。恩师李可讲过，本气即由先天肾气和后天胃气组成的浑元一气——元气。立论：治病以顾护人的两本为第一要义，生死关头，救阳为急。概源于此。

故积阳为天，积阴为地。阴静阳躁，阳生阴长，阳杀阴藏。阳化气，阴成形。寒极生热，热极生寒。寒气生浊，热气生清；清气在下，则生飧泄，浊气在上，则生嗔胀，此阴阳反作，病之逆从也。

**浅释：** 所以积阳聚居高处而为天，积阴聚居低处而为地。阴性安静，阳性躁动，一阳生则一阴随之长，阳降则阴封藏之。阳动可化生万物之气，阴静可成就万物之形。寒至极点可变生为热，热至极点变生为寒。寒气凝于下则生浊阴，热气散于上则生清阳；清阳当升不升而反下降，则会产生泄泻，浊阴当降不降而反上升，则会产生胀满，此因阴阳升降失常，

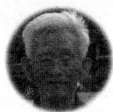

逆正从反而得病。

故清阳为天，浊阴为地。地气上为云，天气下为雨，雨出地气，云出天气。故清阳出上窍，浊阴出下窍；清阳发腠理，浊阴走五脏；清阳实四支，浊阴归六腑。

**浅释：**所以清阳上升散而为天，浊阴下降聚而为地。地下浊阴之气上升而成云，天上清阳之气下降作用于云而成雨，雨出自地下浊阴之气，云出自清阳之气对浊阴之气的蒸化。所以对应于人体是：清阳出自上窍，浊阴出自下窍；清阳发散布达于腠理，阴归藏于五脏；清阳充实于四肢，饮食五味贮于六腑。

水为阴，火为阳，阳为气，阴为味。味归形，形归气，气归精，精归化。精食气，形食味，化生精，气生形。味伤形，气伤精，精化为气，气伤于味。……壮火之气衰，少火之气壮，壮火食气，气食少火，壮火散气，少火生气。

**浅释：**水属阴，火属阳，气属阳，五味属阴。五味濡养人的形体，元气温煦人的形体，元气还可温养阴精，阴精源于五味的生化。阴精依赖于元气的温养，形体依赖于五味的滋养，元气的气化可化生阴精，同时也温养人的形体。五味不调可伤人的形体，元气耗伤可伤及人的阴精，阴精可化生元气，五味不节也可损伤元气。……亢盛之火（阳）使人的元气衰弱，平和之火（阳）使人的元气强壮，亢盛之火（阳）耗伤元气，元气取食于平和之火（阳），亢盛之火（阳）耗散元气，平和之火（阳）生化元气。

阴胜则阳病，阳胜则阴病，阳胜则热，阴胜则寒。重寒则热，重热则寒。……

**浅释：**人体阴阳失去平衡，阴偏胜则阳受病，阳偏胜则阴受病，阳胜于阴则病热，阴胜于阳则病寒。重重阴寒积聚至极点则转为热，重重阳热发散至极点则转化为寒。

天有四时五行，以生长收藏，以生寒暑燥湿风，人有五脏化五气，以生喜怒悲忧恐。

**浅释：**宇宙自然有四季五行的运行变化，所以万物有了生、长、收、藏的生命活动过程，同时也产生了寒、暑、燥、湿、风，人体有五脏，各化生其气，可以产生喜、怒、悲、忧、恐的情志活动。

……东方生风，风生木，木生酸，酸生肝，肝生筋，筋生心，肝主目。……

**浅释：**……东方生风气，风气在地可化生木气，木气化生酸味，酸味滋生肝而生肝气，肝气生养筋，肝气经筋可滋生心，（即木生火）肝主目。……

南方生热，热生火，火生苦，苦生心，心生血，血生脾，心主舌。……

**浅释：**南方生热气，热气在地可化生火气，火气化生苦味，苦味滋生心而生心气，心气生养血，血滋生脾，（即火生土）心主舌。……

中央生湿，湿生土，土生甘，甘生脾，脾生肉，肉生肺，脾主口。……

**浅释：**中央生湿气，湿气在地可化生土气，土气化生甘味，甘味滋生脾而生脾气，脾气生养肉，脾气经肉可滋生肺，

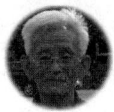

（即土生金）脾主口。……

西方生燥，燥生金，金生辛，辛生肺，肺生皮毛，皮毛生肾，肺主鼻。……

**浅释：**西方生燥气，燥气在地可化生金气，金气化生辛味，辛味滋生肺而生肺气，肺气生养皮毛，肺气经皮毛可滋生肾，（即金生水）肺主鼻。……

北方生寒，寒生水，水生咸，咸生肾，肾生骨髓，髓生肝，肾主耳。

**浅释：**北方生寒气，寒气在地可化生水气，水气化生咸味，咸味滋生肾而生肾气，肾气生养骨髓，肾气经骨髓可滋生肝，（即水生木）肾主耳。

天地者，万物之上下也；阴阳者，血气之男女也；左右者，阴阳之道路也；水火者，阴阳之征兆也；阴阳者，万物之能始也。故曰：阴在内，阳之守也；阳在外，阴之使也。

**浅释：**所以说：天和地，位居于万物的上下；阴阳，是男女、血气的属性划分；左右，是阴阳升降运行的道路；水火，是阴阳的象征；一阴一阳的动态和谐运动，是万物得以发生、发展的本元。因此说阴静居于内，为阳的持守者；阳运行于外，为阴的臣使者。

故天有精，地有形，天有八纪，地有五理，故能为万物之父母。清阳上天，浊阴归地，是故天地之动静，神明为之纲纪，故能以生长收藏，终而复始。惟贤人上配天以养头，下象地以养足，中傍人事以养五脏。天气通于肺，地气通于嗌，风气通于肝，雷气通于心，谷气通于脾，雨气通于肾，六经为川，肠胃为海，九窍为水注之气。以天地为之阴阳，阳之汗，以天地之雨名之；阳之气，以天地之疾风名之。暴气象雷，逆气象阳。故治不法天之纪，不用地之理，则灾害至矣。

**浅释：**天有所生之精，地有所成之形，天有八风之规律，地有五行运化之理，故尔其为万物化生之本元基础。清阳上升于天，浊阴下降于地，所以天地的动静运动，以阴阳的莫测变化为其总纲，因此万物能有生、长、收、藏的过程，终而复始，生生不息。惟养生得道的贤人上对应天以养头，下取象于地来养足，以中依靠适合人体的生活规律养五脏。天之清阳之气通于肺，地之浊阴之气通于喉，风气通于肝，雷之暴气通于心，山谷之湿气通于脾，雨水之气通于肾，以六经为川，肠胃为海，水气注之于九窍。以天地的自然现象比类人体变化，阳气蒸化而成的汗，就象下雨；阳气的运行，就象疾风。阳气暴散就象打雷，阳气上逆就象阳火升腾。所以养生如不遵法"八风之纪"，不借用五行之理，则会疾病灾害缠身。

故邪风之至，疾如风雨，故善治者治皮毛，其次治肌肤，其次治筋脉，其次治六腑，其次治五脏。治五脏者，半死半生也。故天之邪气，感则害人五脏；水谷之寒热，感则害于六腑；地之湿气，感则害皮肉筋脉。

**浅释：**因为邪气侵袭人体，快如暴风骤雨一样层层深入，所以医术高明的医者，首先着重调治于邪在皮毛，其次调治肌肤，其次调治筋脉，若邪气已入腑，则调治六腑，若邪气

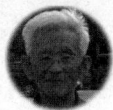

入脏，则调治五脏。待邪入五脏时再治疗，已成为半生半死之局。所以天之邪气，伤及人体则会伤害人的五脏；水谷之寒热邪气，伤及人体则会损伤六腑；地之湿邪之气，伤及人体则会伤害皮、肉、筋、脉。

……故因其轻而扬之，因其重而减之，因其衰而彰之。形不足者，温之以气；精不足者，补之以味。其高者，因而越之；其下者，引而竭之；中满者，泻之于内。其有邪者，渍形以为汗。其在皮者，汗而发之。其慓悍者，按而收之。其实者，散而泻之。审其阴阳，以别柔刚，阳病治阴，阴病治阳，定其血气，各守其乡。血实宜决之，气虚宜掣引之。

**浅释：** ……所以病轻浅的治以发散，病深重的治以层层托透如抽丝剥茧引邪外出，虚衰者治以补益。体弱者，治以温阳益气；阴精亏者，治以滋补厚味。若邪入脏腑，病在上焦的，用涌吐法；病在下焦的，用泻法；病在中焦而胀满的，用消导法。有伏邪的，用汤液浸泡身体出汗而解。病在皮毛的，用发汗的方法。病势凶猛的，应急症急治以控制病势发展。表里实证，应采用解表通里之法。要审清疾病的阴阳属性，以辨别其病的柔、刚，阳病可以调治阴，阴病可以调治阳，判定病位是在血分还是气分，再进行施治，使血、气各能安守运行于其位。血瘀者宜活血通瘀，气虚者宜补气升阳。

《素问·至真要大论》：气有从本者，有从标本者，有不从标本者也。少阳太阴从本，少阴太阳从本从标，阳明厥阴，不从标本从乎中也。故从本者化生于本，从标本者，有标本之化，从中者，以中气为化也。是故百病之起，有生于本者，有生于标者，有生于中气者。有取本而得者，有取标而得者，有取中气而得者，有取标本而得者，有逆取而得者，有从取而得者。逆，正顺也。若顺，逆也。故曰：知标与本，用之不殆，明知逆顺，正行无问。此之谓也。不知是者，不足以言诊，足以乱经。夫标本之道，要而博，小而大，可以言一而知百病之害。言标与本，易而勿损，察本与标，气可令调，明知胜复，为万民式。天之道毕矣。

**浅释：**……判定六经之气的性质对应其阴阳属性有应从于其本者，有既应从于其标又应从于其本的，也有不应从其标本的，少阳标于阳其本性为火，太阴标于阴而其本性为湿，故应从其本，少阴标于阴而其本性热，太阳标于阳而其本性寒，故既要应从其本又要应从其标，两阳合明降于中土，两阴交尽升于中土，所以阳明厥阴既不应从其标也不应从其本，而应从于中气。所以应从于本的是因其气化生于本，既应从于其标又要从于其本的，是因其标本各化生其气，应从于中气的，是因为其缘于中气的旋转运化。所以百病的产生，有生于本的，有生于标的，有生于中气的。有治本而愈的，有治标而愈的，有调治中气而愈的，有标本兼治而愈的，有逆其病性调治而愈的，有顺其病性调治而愈的。逆其病性而治，为正治法（如：阴病治阳，阳病治阴），如果顺其病性而治，为反治法（如：治真寒假热证，其标为热而其本为寒，治当以热治热；真热假寒证，其标为寒而其本为热，治当以寒治

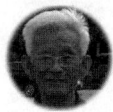

寒）。所以说：知道标本之理，则会应用自如，熟练掌握了逆治顺治方法，没问题就能作出正确的治疗。就是缘于以上所述原理。不懂此理，就不足以谈论诊病的问题，但足以扰乱经旨。标本之理，简要而博大精深，由小至大，可以一病之理说明百病为害之理。能说清标本之理，就容易在不损伤正气的前提下而治愈疾病。看清楚本气与标气的问题所在而治，可做到使其气机调畅，明确知晓胜气致病、复气致病的道理，可以此为人们诊治疾病的理论依据。其自然的变化道理全部讲清了。

《素问·至真要大论》：夫百病之生也，皆生于风寒暑湿燥火，以之化之变也。

**浅释：**百病的产生，皆因为风、寒、暑、湿、燥、火六气的气化运行发生了变化。

诸风掉眩，皆属于肝。诸寒收引，皆属于肾。诸气膹郁，皆属于肺。诸湿肿满，皆属于脾。诸热瞀瘛，皆属于火。诸痛痒疮，皆属于心。……谨守病机，各司其属，有者求之，无者求之，盛者责之，虚者责之，必先五胜，疏其血气，令其调达，而致和平。

**浅释：**……诸风而致肢颤、头摇、眩晕之证，皆属肝木升发失常。诸寒而致收引之证，皆属肾水失于封藏元阳失于温煦。诸燥气而致胸中满闷之证，皆属肺金宣发肃降失司。诸湿而致肿胖、中满之证，皆属脾土运化失职。诸热而致神昏抽搐之证，皆属火气独亢于上。诸痒、疮等瘙痒、疼痛之证，皆属心火宣通不及。……谨慎的把握病机，根据各种疾病的属性，有者求之（从治法—热病热治），无者求之（逆治法—阴病治阳，阳病治阴），盛者责之以泻，虚者责之以补，必须分清五行中哪一行更胜治病，调理其血气，使其调达，而达到五运六气和平的运行于一身。就是因此机理。

# 五运六气与人体五脏、六腑、十二经

天为阳，地为阴。天气下降于地，地气上升于天，阴阳交泰万物生荣。

天有六气，风、热、暑、湿、燥、寒，地有五行木、火、土、金、水。人感天之六气而生六腑为阳，感地之五行而生五脏，故五脏为阴。五脏者肝、心、脾、肺、肾，六腑者胆、胃、大肠、小肠、三焦、膀胱。心主之宫心包合五脏为六脏。六脏六腑生十二经经气，其经气内根于脏腑，且源于元阴元阳。外络于肢节，脾、肾、肝、胆、胃、膀胱经行于足，为足之六经；肺、心、心包、三焦、大肠、小肠经行于手为手之六经，足有三阴三阳，手有三阴三阳，脾、肺为太阴，心、肾为少阴，肝、心包为厥阴，胆、三焦为少阳，胃、大肠为阳明，膀胱、小肠为太阳。经有十二，而六气统之两经一气故亦称六经。太阳与少阴为表里，阳明与太阴为表里，少阳与厥阴为表里。

《素问·阴阳离合论》：……是故三阳之离合也，太阳为开，阳明为阖，少阳为枢。三经者，不得相失也，搏而勿浮，命曰一阳。……是故三阴之离合也，太阴为开，厥阴为阖，少阴为枢。三经者，不得相失也，搏而勿沉，名曰一阴。阴阳钟钟，积传为一周，气里形表而为相成也。

**浅释：**所以三阳之离合，则太阳经为开，阳明经为阖，少阳经为枢。此三阳经递向传输经气，不得相互失去联系，其脉按之搏指而不过浮，方为经气和谐统一之一阳。……所以三阴之离合，则太阴经为开，厥阴经为阖，少阴经为枢。此三阴经递相传输经气，不得相互失去联系，其脉按之搏指有力而不致过沉，方为经气协调统一之一阴。阴阳之气之所以能不停的运转，三阴三阳经能递相传输一周，皆因人的元气、里、形、表为之相辅而成。

《素问·六微旨大论》：少阳之上，火气治之，中见厥阴；阳明之上，燥气治之，中见太阴；太阳之上，寒气治之，中见少阴；厥阴之上，风气治之，中见少阳；少阴之上，热气治之，中见太阳；太阴之上，湿气治之，中见阳明。所谓本也，本之下，中之见也，见之下，气之标也，本标不同，气应异象。

**浅释：**少阳司天，火气主治，少阳与厥阴相表里；阳明司天，燥气主治，阳明与太阴相表里；太阳司天，寒气主治，太阳与少阴相表里；厥阴司天，风气主治，厥阴与少阳相表里；少阴司天，热气主治，少阴与太阳相表里；太阴司天，湿气主治，太阴与阳明相表里。这就是所说的天人一体的本元之气，本气的下面，是中见之气，中见之气的下面，是本气之标气，天气的本气与标气不同，而人的本气与标气的不同也应同于此现象。

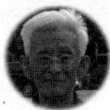

至而至者和；至而不至，来气不及也；未至而至，来气有余也。……应则顺，否则逆，逆则变生，变生则病。……物，生其应也。气，脉其应也。……出入废则神机化灭；升降息则气立孤危。故非出入，则无以生长壮老已；非升降，则无以生长化收藏。是以升降出入，无器不有。

**浅释：**主令之气因时而至为时、气相应；时至而主令之气不至，为主令之气不及（足）；时不至而主令之气而至，为主令之气有余。……时、气相应则顺，不应则逆，逆则会有异常变化产生，变化异常可发生疾病。……五运六气的这种运行变化，影响到万物会以其生长状态表现出来。人体的本气受其影响而发生的变化，会从脉象上反映出来。……气的出入功能废止，则气的神奇造化之机能会消亡；气的升降功能停息，则其气会立刻孤立危亡。所以没有气的出入，万物则不会有发生、成长、强壮、衰老、死亡；没有气的升降，万物也不会有生发、成长、变化、收敛、闭藏。因此气的升、降、出、入机能，万物必备。

# 彭子益六气圆运动略解

　　清末民初著名白族医学家彭子益先生，谨遵《黄帝内经》主旨，承医圣张仲景正统，以《易经》河图中气升降圆运动之理，破解《黄帝内经》、《难经》、《神农本草经》、《伤寒杂病论》、温病学说的千古奥秘，客观的继承、发展了古中医学，并自著《圆运动的古中医学》一书。

　　《圆运动的古中医学》谓："古中医学，人身与宇宙，同一大气的物质势力圆运动之学也。人是大气生的，中医学，乃人身一小宇宙之学"。此即中医学天人一体的整体观。中医的物质势力运动，是整体不可分割的，是圆的，是活的。右下左上中，降沉升浮中，秋冬春夏中，西北东南中。图的虚线为地面，虚线下为地面下，虚线上为地面上。降者，夏时太阳射到地面的热，降入土中。沉者，降入土中的热沉入土下之水中。升者，沉入水中的热升出土上。浮者，升出土上的热又与夏时太阳射到地面的热同浮与地面之上。中者，降沉升浮之中位。降极则升，升极则降，升降不已则生中力。说宇宙大气的热的降沉升浮，即是说人身的热的降沉升浮。图的虚线，在宇宙为地面之际，在人身为胸下脐上之间，在

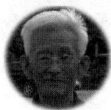

脐上二寸。热性本升浮，不能降沉，其降沉，赖于秋气收敛之力。热降为生物有生之始，热不降，为生物致死之因。见附图。

中气属土，旺行于四时，一年的大气，春升、夏浮、秋降、冬沉。春气属木，夏气属火，秋气属金，冬气属水。金水木火土形成圆运动物质的五行。木气疏泄，火气宣通，金气收敛，水气封藏，土气运化。一年大气的圆运动，春木主生，夏火主长，秋金主收，冬水主藏，中土主化，生长收藏化，五行运动便圆。六气者，风热暑湿燥寒，乃五行运动不圆，作用偏见之气，即人体本气自病。五行各一，火分君、相。君火运行重在上升，相火运行重在下降。相火由秋降入土下水中，再由春升上。相火土气同主中宫，六行六气是和谐的圆运动。木气偏见，则病风。君火偏见，则病热。相火偏见，则病暑。金气偏见，则病燥。水气偏见，则病寒。土气偏见，则病湿。故六气有厥阴风木、少阴君火、少阳相火、太阴湿土、阳阴燥金、太阳寒水之称。

厥阴风木，初气之时，大气由寒而温，地下水中所封藏经秋金收来的阳热动而升。此阳热与水化合为木气，为一年之阳根，木气主动，动而不调则生风。

少阴君之火，二之气，阳热从地下升出地面，即木气上升之气，即水中所封藏上年秋时下降的阳气，此时大气由温而热。

少阳相火，三之气，此阳热降入地下土中以生中气，中气旋转，则上下交济，为生命之本。

太阴湿土，四气之时。地面上阳热盛满，地面下旧有的阳气亦升上来，地面上非常热，地面下非常寒，火在水下则生气，火在水上则生湿。寒热相逼，湿气濡滋，土气在升降之交旋转不已，两阳合明降于土，两阴交尽升于土，则生中气，中气者中土之气，运化之气也，为万物之母。

阳明燥金，五气之时，地面上盛满的阳热，经秋气之敛降，使得中土之下阳气充足。

太阳寒水，六气之时，地面上的阳热，经秋气之敛降，全行降入土下的水中，即将它封藏不泄，造化之气中下为本。

《圆运动的古中医学》强调疾病为"人体本气自病"。圆运动的五行，是融合不能分开的。五行之病，皆运动不圆，作用分离，不能融合所致。木升金降，木不病风，金不病燥。水升火降，火不病热，不病暑，水不病寒。土运于中，土不病湿。运动不圆，升降不交，各现各气，则病风、热、暑、湿、燥、寒。

中气如轴，四维如轮，轴运轮行，轮运轴灵，轴旋转于内，轮升降于外，左升右降。若轴不旋转，轮不升降即为病理。而运轴转轮，转轮运轴则为医理。由轴而轮者，由中气而成升降也，是为后天，由轮而轴者，由升降而成中气也，是为先天。

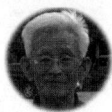

# 五运六气与二十四节气圆运动图

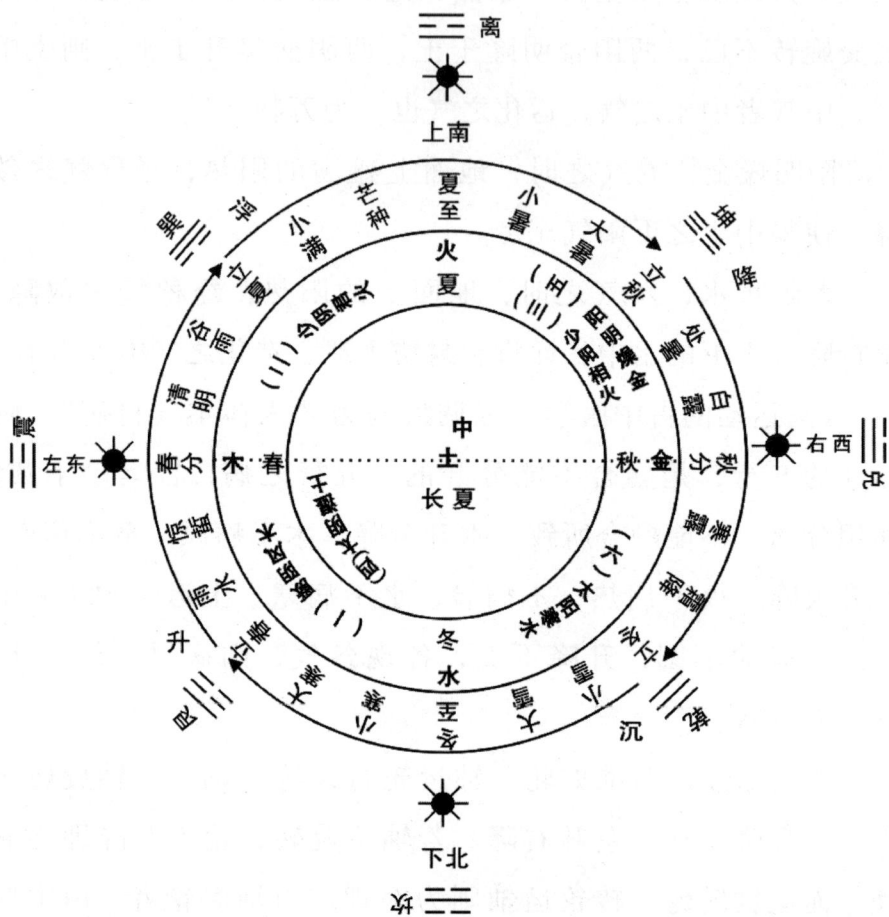

《素问·气交变大论》：夫五运之改，犹权衡也，高者抑之，下者举之，化者应之，变者复之，此生长化收藏之理，气之常也，失常则天地四塞矣。故曰：天地之动静，神明为之纪，阴阳之往复，寒暑彰其兆。此之谓也。

# 十二经气圆运动图

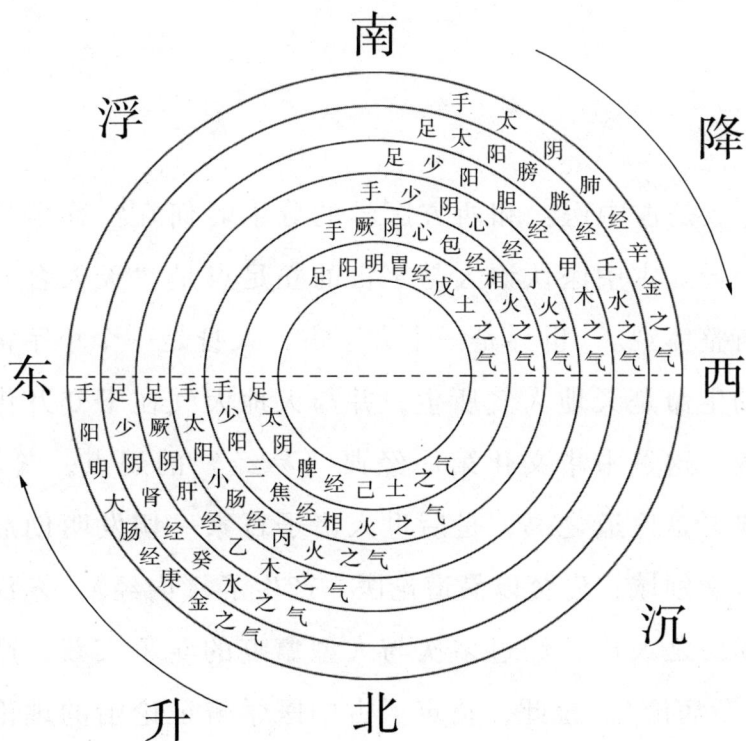

出入废，则神机化灭；升降息则气立孤危。故非出入，则无以生长壮老已；非升降，则无以生长化收藏。

# 恩师李可谈古中医

什么是古中医？和西方医学的分水岭何在？答案是认识上的差异。古中医认识人与宇宙的立足点是"天人合一的生命宇宙整体观。"世界是一个大宇宙，人身是一个小宇宙。人最早的生命是天地大气所生，并与天地大气在千变万化中和谐一致。这是中华文化第一经典《易经》的观点，《易经》是母典，是论道之书，是后世人诸子百家一切发明创造的源头。医学领域，先贤以易道论医，产生了《内经》，东汉张仲景集易医之大成，经过多次与大型瘟疫的斗争实践，产生了《伤寒杂病论》。至此，奠定了古中医学辨证论治的理论体系与完备的临床实施要则。在世界的东方，中华先贤首先完成了世界上第一部理论与临床完整结合的医中经典，较之现代西医早了一千六百年。由于张仲景的不朽功绩，后世尊他为医圣。

六经辨证的一整套理法方药，可以囊括百病，从重危急症到一切外感急性传染病，内伤杂病，以及现代罕见疾病谱中的奇难大症，都可以从中吸取智慧，找到解决的办法。因此，她又是攻克世界医学难题的一把金钥匙。

由于古中医学的传承在一千八百年间发生多次的断层，因而这份宝贵的遗产，连同古中医传统，濒临灭绝境地。怎样使我们的国魂与医魂归来，重整雄风，再创辉煌，实现伟人毛泽东主席"中国的中医要为世界人民的生命健康首先做出贡献"的遗愿。只有一条道路，那就是认真学习和实践古人的《黄帝内经》、《伤寒杂病论》、彭子遗书《圆运动的古中医学》。学习古中医要彻底洗脑，学习之必立足于天人一体的整体观，应用之亦必立足于天人一体的整体观，力排古中医"抽象"、"封建迷信、不科学"之观点，把阴阳五行运气学说正确应用于古中医理论思想。不要认为其限用以地摊之上，指导人们如何"碰运气"，鉴别古中今医家之是非，逐渐走出误区与迷阵，只有脱胎换骨，才能回归中医经典——从两千年之前，从头学起，重新认识，用心领悟。以破釜沉舟的决心，大无畏的勇敢精神，解剖自己，告别过去，重在实践！

## 基本观点

一、凡病皆本气自病。

本气，即人体与生俱来的先天肾气（元气、阳气）与后天胃气（中气）构成的浑元一气。为人生命之两本，两本飘摇，危若垒卵。

二、有胃气则生，无胃气则死。久病、难病痼疾，重危急症，先救胃气，保得一分胃气，便有一份生机，见病治病，不顾两本，妄用苦寒攻伐，医之罪也！胃气一伤，非但不能

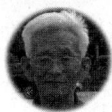

运化饮食亦且不能运载药力。凡治病，以顾护胃气为第一要义！

三、胃气是五脏的后勤部，运中土，溉四旁，保肾气，是治病救危一大法门，五脏皆禀气于胃也。故理中汤可以治百病。

四、先天肾气号称命门之火，火神始祖郑钦安谓之："唯此一丝真阳为人生立命之本"。彭子叫作"阳根"。五行圆运动之理，火可生土。脾胃如釜，元阳为釜底之火。故凡治脾胃病本药不效，速温养命火，火旺自能生土。故桂附理中汤又是救胃气，治百病之药方。

五、五脏之伤，穷必及肾。生死关头，救阳为急！存得一丝阳气，便有一线生机。宜破格救心汤。

# 恩师李可破格救心汤讲记

器质性心脏病，包括风湿性心脏病，冠心病，扩张型心脏病，小儿川崎病，世界罕见心脏病，癌症晚期并发三衰，这一系列的病，现代医学经过近二百年的努力，没有解决。结论是不可逆转，起搏器、搭桥、做支架、更换瓣膜，这些都不能从根本上解决问题，最终还是死于心衰。全球每年死于各类心脏病的病人接近一千万，心脏病仍然是人类的头号杀手。

中医在张仲景、孙思邈时代，已经基本解决了心衰的急救与病后的康复。但这些宝贵的遗产由于传承断裂而失传。

我从 1959 年开始到 1961 年这 3 年内，开始对心脏病攻关。3 年内共治 7 例，有 5 例无效死亡，一例存活 4 个月，最后一例治愈后活到 76 岁，健康生活 30 年。从 1961 年到现在 49 年间，共治各类心脏病人 2 万例以上，其中有 1000 例是现代医院发出病危通知书，放弃治疗的垂死病人，救活后基本康复。因此在器质性心脏病领域，中医取得了重大突破和完全的成功！这不单是中国人的事，假使外国的同行，能够接受我们的理念和方法，则得救的将是全人类！

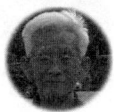

　　我治疗心脏病的基础方便是破格救心汤。本方是在伤寒四逆汤的基础上加味而成，由制附片、炙甘草、干姜、高丽参、生山萸肉、生龙牡、活磁石、麝香九味药组成。由于方中重用附子超过药典10～60倍，因名破格。针对一切心衰垂死病人，全身功能衰竭，表里、三焦、五脏六腑被重阴所困，生死系于一发，阳回则生，阳去则死。非破格重用附子纯阳之品，大辛大热大毒之性，雷霆万钧之力，不能斩关夺门，破阴回阳而挽垂绝之生命。为什么要加生山萸肉和三石？因为四逆汤只能回阳与将亡未亡之际，而不能固藏于永久。救活的心衰病人不久又发生更重的心衰而死。后读张锡纯氏著作，得知人元气之脱，先脱在肝。肝为生命的萌芽，属六气之中的厥阴风木之气，善动而疏泻，又名命门相火、雷火，（元阳为龙火）。《内经》定位"君火以明，相火以位"。相火之位在下，在水之中，即为坎中一点真阳。当下焦水寒，逼阳上浮、外越之际，龙未动，雷先动，故亡阳症最早出现寒热往来，虚汗淋漓，目睛上窜，喘不能续，势危欲脱。这即是肝风动，元气将脱之兆。张氏创来复汤（山萸肉60克，生龙牡各30克，生杭芍18克，野台参12克，炙草6克）以救肝之脱。张氏指出："萸肉救脱之功，较参术芪更胜。盖萸肉之性不独补肝也，凡人阴阳气血将散者，皆能敛之。故为救脱第一要药"。"山萸肉味酸性温，大能收敛元气，振作精神，固涩滑脱。因得木气最厚，收敛之中兼具调畅之性。故又通利九窍，流通血脉"。张氏对山萸肉特殊功效的描述，来源于实践，发诸家本草未发之秘，造福后世非浅。可适用于一切心衰虚必夹瘀的特征，对冠心病尤为重要。从以上分析可知四逆汤只能救亡阳而不能救肝脱，阳回之后不能永固；来复汤只能救肝脱不能救亡阳。两者相合则功效无匹。

这就是我在六十年代创立破格救心汤的过程。

临证指要

破格救心汤增强了张仲景先师四逆汤类回阳救逆的功效。破格重用附子、山萸肉后使本方发生了质变，麝香、龙牡、磁石的加入更使本方具有了扶正固脱、活血化瘀、开窍醒神、复苏高级神经功能，从而救治心衰、呼吸、循环衰竭，纠正全身衰竭状态，具起死回生的神奇功效。

本方可挽垂绝之阳，救暴脱之阴。凡内外妇儿各科危重急症，或大吐大泻，或吐衄血，妇女崩血，或外感寒温，大汗不止，或久病气血耗伤殆尽，导致阴竭阳亡，元气暴脱，心衰休克，生命垂危……一切心源性、中毒性、失血性休克及急症导致循环衰竭。症见冷汗淋漓，四肢厥冷，面色白或萎黄、灰败，唇舌指青紫，口鼻气冷，喘息抬肩，口开目闭，二便失禁，神智昏迷，气息奄奄，脉象沉微迟弱，一分钟50次以下，或散乱如丝，雀啄屋漏，或脉如潮涌壶沸，数急无伦，一分钟120～240次以上，以及古代医籍所载心、肝、脾、肺、肾五脏绝症和七怪脉绝脉等必死之症，现代医学放弃抢救的垂死病人，凡心跳未停，一息尚存者，急投本方大剂，一小时起死回生，三小时脱离危险，一昼夜转危为安。

应用本方，当心存救死扶伤之念，严格遵循六经辨证法

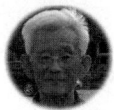

则，胆大心细，谨守病机，准确判断病势。脉症合参，诸症若见一端，即宜急服。凡亡阳竭阴之倪端初露，隐性心衰的典型症状出现，如动则喘急，胸闷，常于睡中憋醒，畏寒肢冷，时时思睡，夜尿多，以及无痛性心肌梗死之倦怠乏力，胸憋自汗等，急投本方中剂；亡阳竭阴之格局已成，或垂死状态，急投本方大剂。服药方法，急症急治，不分昼夜，按时连服，以保证经气接续药液浓度，有效挽救病人的生命。极重症开水煮药，煮沸一刻钟后，边煮边灌，二十四小时连服三剂。

各型心脏病心衰急救

大破格救心汤，有条件者，用生附子45克。

风湿性心脏病

寒湿之邪伏逆匿于三阴之最重者。非附子、川乌同用，不能破冰解凝。芪桂五物汤、麻黄附子细辛汤、桂枝附子汤、四逆汤、大乌头汤合方，加生山萸肉，虚甚者加红参，虫类搜剔。方如下：

**处方**：生芪250克，当归45克，制附片45克，制川乌30克，干姜45克，黑小豆30克，防风30克，桂枝45克，杭芍45克，党参45克，炙草60克，麻黄（10～45克得汗则止，不汗叠加），辽细辛45克，止痉散（全蝎6克，蜈蚣3条）冲服，蜂蜜150ml，生山萸肉60克，生姜45克，大枣12枚。

麻木重者加黑木耳45克，白芥子（炒研）10克。

下肢肿者加茯苓45克，泽泻30克，紫油桂10克，车前子10克（包）。

肺源性心脏病

小青龙汤证虚化，托透伏邪法。

**处方**：高丽参15克，麻黄5～10克，制附片45克，干姜45克，桂枝45克，五味子30克，生半夏45克，杭芍45克，炙草60克，炙紫菀15克，炙冬花15克，壳白果20克，生山萸肉60克，枸杞子30克，盐骨脂30克，仙灵脾30克，菟丝子30克（酒浸15分钟），生姜45克，大枣12枚，核桃（连壳打）6枚。

喘甚者加冬虫夏草3克，进口沉香1克，川尖贝6克，二杠粉1.5克，高丽参15克，研粉，分3次随药冲服。

冠心病

病机为痰、湿、瘀、浊窃踞阳位，多兼见高血压。头为诸阳之会，胸为心主之宫，是人身阳气最为盛旺之处。为什么会被阴邪窃踞和包围？四个字"阳气不到"。阳气一虚，清阳不升，浊阴不降。治法唯有借附子霹雳震荡，破阴通阳之力。

基础方

破格救心汤中剂加生半夏，生南星。

痰堵胸憋甚者，合栝楼薤白白酒汤；邪实成积者，甘遂半夏汤破之！

剧烈心绞痛，改用生附子45克，加生川乌30克，麝香1克（冲服），苏合香丸3丸，缓解后回到原方。

破格救心汤的加减法中，加入了十八反的成份，相反相

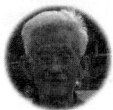

激，启动人体自我修复功能，助正驱邪，破围脱困。最早用十八反治病的，是医圣张仲景，金匮甘遂半夏汤治留饮，甘遂大者三枚（1.5克），生半夏十二枚（15克），芍药五枚（15克），炙甘草如指大一枚（5克），上四味，以水二升（400ml）煮取半生（50ml），去滓，以蜜半斤和药汁同煎，取八合（160ml）顿服之。医圣治痰饮之轻者，以温药（苓桂术甘汤）和之。"留饮"则已成积，或胸憋或心下坚满，如冠心病之痰浊凝闭，癌症晚期之腹水，皆可斟酌本气之强弱，相机用之。十枣汤类方攻破逐水之力猛峻，大伤中气。本方虽经蜜煎，药性已较温和，但服后仍有吐泻交作者，故经验阅历不足者，不可轻用。

冠心病用下方

**处方**：炙草90克，干姜90克，制附片100克，高丽参15克（冲），五灵脂30克，生山萸肉60克，三石（生龙牡、活磁石）各30克，野丹参120克，檀、降、沉香各10克，砂仁10克，桂枝45克，桃仁30克，麝香0.5克，苏合香丸2丸。

还有一首重要方剂，在我的书中有专题论述。是山西中医学校伤寒教研室的温碧泉老师所传，我取名温氏奔豚汤。

方药组成如下：

制附子30～100～200克，油桂、沉香、砂仁各10克，红参30克，茯苓45克，泽泻30克，干姜、牛膝各30克，炙甘草60克。

本方主治三阴沉寒痼冷诸疾，属纯阳益火之剂。本方应用要点，以"厥气上攻"为主证，故名"奔豚汤"。"奔豚"为一种发作性疾病，属冲脉病变。冲为血海，脉起少腹，循腹上行，会于咽喉。当肾阳虚衰，肝寒凝滞，寒饮内停，冲脉即不安于位，挟饮邪上逆奔冲，便成本证。当发作时，患者自觉一股冷气从少腹直冲胸咽，使其喘息闷塞，危困欲死而惊恐万分。其症时发时止，发则欲死，止则平如常。凡一切定时发作性又顽固难愈之证，统属奇经频发痼疾，本方投剂而效。

本方治疗范围极广，风心病、肺心病垂危阶段，可救生死于顷刻。寒霍乱之上吐下泻，脘腹绞痛，寒疝，水肿鼓胀，男子缩阳，女子缩阴，鸡爪风，伏寒奇症，高血压，肥胖症，美尼尔综合症，噎嗝，……把定三阴寒证一关，多能取效。

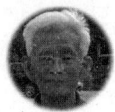

## 破格救心汤方解

《素问·生气通天论》曰："阳气者，若天与日，失其所则折寿而不彰。故天运当以日光明，是故阳因而上，卫外者也。……凡阴阳之要，阳密乃固，两者不和，若春无秋，若冬无夏，因而和之，是谓圣度。故阳强不能密，阴气乃绝；阴平阳秘，精神乃治，阴阳离决，精气乃绝"。

当人体处于垂死之境地，五脏、六腑、十二经等，均近乎精气衰竭、阴阳失衡状态。此时，阳回则生，阳去则死。正如《内经》所言："出入废则神机化灭，升降息则气立孤危"。

盖此方本《内经》"其慓悍者，按而收之"之旨。生山萸肉，酸敛之中兼具条畅之性，补肝木制木动生风以防元气暴散，从而使木气有序的生发（木生火）；干姜辛热，补火助阳暖土（火生土），《内经》有云："火，在上则生湿，火，在下则生气"，干姜之火，必得炙甘草、人参甘温寒降补中土而伏于土下以生中气，中气旋转以溉四旁（土旺于四时而生万物，土生金）；龙骨、牡蛎、磁石助肺金敛降之能而生肾水（金生水）；附子，大辛大热，起效迅猛，犹如闪电雷鸣，通行十二经脉、破阴回阳、温肾水，以助木气生发（水生木）；麝香，辛香走窜，开窍醒神，《内经》云："心者君主之官，神明出焉，主不明则十二官危矣"，今中气升降旋转，四维升降浮沉得安，心窍已开，神明得主，阴阳交泰，故尔危命再现生机。

故其可"破阴回阳，挽垂绝之阳，救暴脱之阴，拯生死于倾刻"。李师曰："治病，当以顾护人的两本为第一要义，生死关头救阳为急"。

《素问·天元纪大论》曰："金木者，生成之终始也"，木升金降。

生者，万物之始也，成者，万物之终也。成，以成万物之生；生，以生万物之成，二者，当互为终始，且循环往复，方能生生不息。然《素问·至真要大论》曰："阳明厥阴，不从标本，从乎中也。……从中者，以中气为化也"。风木之造化必赖以土及土下之阳热，此阳热实为金降、土伏、水藏之热。然降贵能升，沉贵能浮，藏贵能化，中气贵能旋转。正如《气交变大论》所云："夫五运之政，犹权衡也，高者抑之，下者举之，化者应之，变者复之，此生长化收藏之理，气之常也，失常则天地四塞矣。"

本方于四逆汤方中重用生山萸肉、附子，加生龙骨、生牡蛎、活磁石，正是重新实践了《内经》"金木者，生成之终始也"之旨。四逆汤方虽可回阳救逆，救生死于顷刻，但挽回之阳尚欠稳固。木，"其德敷和，其化生荣，其变振发，其灾散落"。金，"其德清洁，其化紧敛，其变肃杀，其灾苍损"。前文已述，当人体处于垂死之境地，五脏、六腑、十二经等均近乎精气衰竭，阴阳失衡状态，金、木也不例外，四逆汤方中加生山萸肉、生龙骨、生牡蛎、活磁石，正是着重

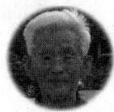

于"生成之终始也"，重新启动了人体本气的升降出入。"故非出入，则无以生长壮老已；非升降，则无以生长化收藏"此之谓也。

# 恩师李可破格救心汤圆运动图

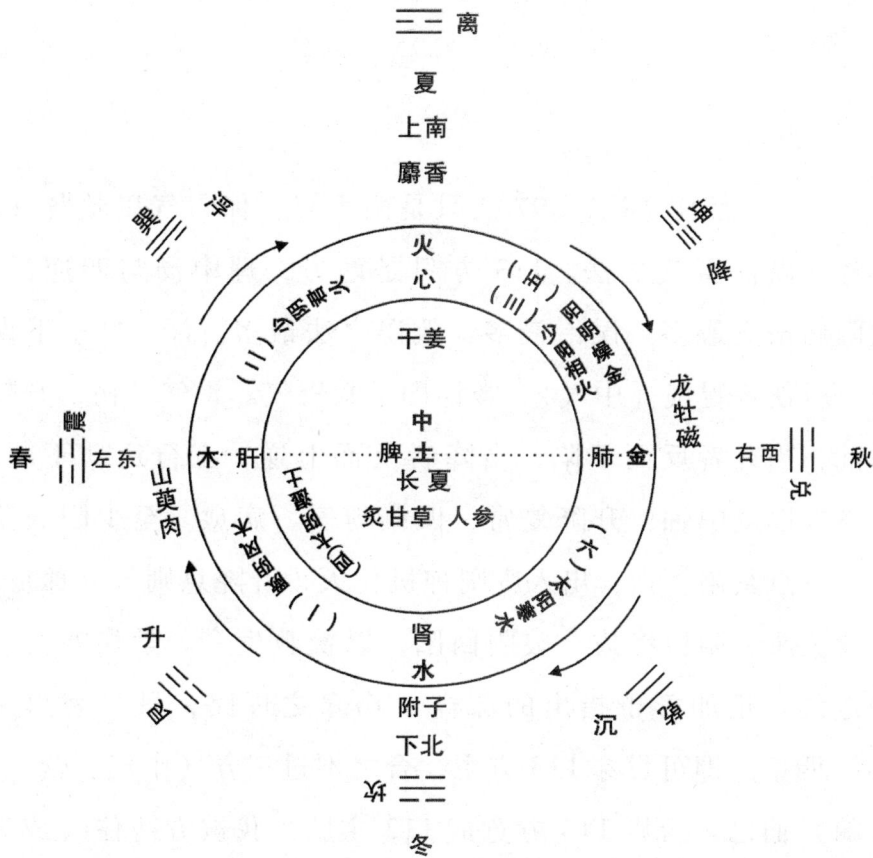

恩师李可破格救心汤圆运动图

# 恩师李可伤寒心悟

一、一部伤寒论，397 法只是两大点：保胃气以救肾气，救肾气以保胃气之法。113 方只是两方，理中汤与四逆汤。太阳病条文最多。误治最多，救误之法最多。汗、吐、下误用，所伤者胃气（中气），救误即是救胃气。胃气一伤，升降乖乱，当升者反而下陷，当降者反而上逆，五行运动不圆。救胃气以复中轴，升降复常，四维得安，病愈。至少阴病阶段，一点真阳将亡，出入废则神机化灭，升降息则气立孤危。生死关头，阳根将拔，破阴回阳，以挽救生命。学伤寒要由博返约。正如彭子指出的那样"伤寒之理路，只'表里寒热'四字。即可贯穿 113 方主，合之不过三方（中气、营卫、脏腑）而已。否则 113 方竟成 113 主脑，我被方缚住（成为方的奴隶），我便不能用方矣！"

彭子以易经河图中气升降之理，破解四大经典，一线贯穿，一通百通，可收事半功倍之效。但要循序渐进，万不可跳跃式的浅尝辄止，务需清楚明白方好。然后反复实践、领悟，必可成功！

二、伤寒六经，实是阴阳两经。三阳统于阳明，三阴统于太阴，胃—脾—中气之升降而已。中气者人之本气也，万病皆本气自病。本气强者，邪从热化、实化，便是三阳病；本气弱者，邪从虚化、寒化，便是三阴病。医者治病，助人体之本气也。治之得法，阴症化阳，由里出表；治不得法，表邪内陷三阴，步入险境。故治病要密切观察，注意转机的出现，一见苗头，便要判断发展趋势，及早为计。还要牢记：阳明之燥热（为标）永不敌太阴之寒湿。治标宜中病则止，不可过剂。大实症，一通便即要停药，否则阳明实证转眼变为太阴虚证，中气一伤，变生不测。若泻脱中气则顷刻转化为少阴亡阳危候，多致不救。

三、现代人类体质多虚，阳虚者十分之九，阴虚者百难见一。六淫之中，风寒湿为害十之八九，实热证百分之一二。地无分南北，国不论中外，全球如此，临证万万不可大意。

四、引申出一条重要原则，一切外感多夹内伤，因此，麻黄汤、银翘散、白虎汤绝不可盲目使用，唯麻附细加乌梅炙甘草可通治一切外感。因为它在开表闭的同时，以固本气为主，属于扶正托邪法。

五、人身各部，头面四肢，五官九窍，五脏六腑，筋骨血脉，但凡一处不到便是病。沉寒痼冷顽疾，一切肿瘤皆此因。当知病来路即是病去路。邪之犯人，由皮毛、肌腠而经络、而脏腑，由表入里，由浅入深，层层积压，深伏于三阴要害而成病，当遵《内经》："善治者，治皮毛"，"上工治其萌芽"的古训，以麻附细法，开门逐盗，扶正托透伏邪外出为上。

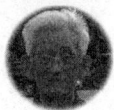

六、"坎中一丝真阳为人身立命之本"。一部伤寒论，113方，使用桂枝者43方，干姜24方，附子34方，温通阳气之剂占总方的百分之七十强。医圣的着眼点、立足点，全在卫护元阳上下功夫。113方，一首四逆汤足矣！生死关头，救生死于顷刻。春夏之际以小剂四逆汤养阳，必能对抗一些当代错误生活习惯对人体的伤害，而达到养生、长寿的目的。

七、近两个世纪，火神派的诞生，为先圣继绝学，冲破迷雾，拨乱反正，引导古中医学回归经典正路。圆运动的古中医学的出世，在更高层次上，全面继承易医大道，使古中医学成为有系统的医学学科。二者的有机融合，将使古中医学无敌于天下。

# 恩师李可对经方剂量问题的思考

《伤寒》方的理法方药是一个整体，由于《伤寒》成书后毁于兵燹，直到现在经历了1800年仍然没有见到仲景原书。加之宋朝以后学派蜂起，大多背离了《内经》主旨与《伤寒》理法。近一百年来中医西化，走向歧路，造成传承断裂，因而伤寒方的原貌，无人知晓，怎样应用经方，更是瞎子摸象，莫衷一是。

我们知道，四逆汤是医圣救治心衰的成功经验，1800年前就做到了。

但我们用四逆汤救心衰，十有八九要失败！为什么？

1961年我治7例心衰中，5例无效，1例小效，仅救活1例。因此，我从源头找原因，读历代医案，又请教前辈及老药工，发现了三大疑点：

第一个疑点，远在宋代《本草衍义》的作者寇中奭有一段记载，他是历史上第一位对应用经方剂量过小提出质疑者。他治病力排众议，悉遵古训，用伤寒方原量治病，皆获奇效。他指出："今人用古方多不效者何也？不知古人之意尔！如仲景治胸痹，心中痞坚，气逆抢心，用治中汤，人参、白术、

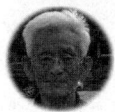

干姜、甘草四物共一十二两（即理中汤原方），水八升，煮取三升，每服一升，日三服，以知为度；可作丸，须鸡子黄大，皆奇效。今人以一丸如杨梅许服之，病即不去，乃曰药不神！非药之罪，用药者之罪也"。

又读《名医类案·卷一》，载吴球用附子验案。吴球浙人，曾为明太医。"一富室患中寒阴证，名医盈座束手。后吴御医至，诊之曰：非附子莫救，令人拣极重者三枚，生切为一剂，计量三两投之。众医咋舌，私自减其半量，以一两半为剂进之，病遂已。吴复诊曰：为何减吾药量？吾投三枚，将令其活三年，今只活一年半耳，后年半果病发而卒"。

故历代多有"仲景不传之秘在于剂量"的慨叹。这两位前辈的当头棒喝，如一声惊雷，引导我走上试药尝药之路。可见读古人书，最忌死于句下。人人皆同，唯我独疑，亲手做过，方可发现真理。读伤寒要当如此。

第二个疑点，经方中除以两计量外，还有以枚、尺计量者，如栝蒌大者一枚、杏仁七十个、石膏鸡子大一枚、厚朴一尺等。生物进化是一个极为缓慢的过程，难道东汉的果仁，竟然比现在大，现代反而变小了？麻黄汤中杏仁七十枚，称量结果是一两，而现代用量只是一至二钱。显然是错了。

第三个疑点，是生附子问题。我曾就此请教灵石伤寒大家郑少玄先生，郑老说："小伙子，你又异想天开，想出人头地吗！毒死人是要蹲监狱的"。而对附子问题不置一词。后请教老药工段宝祥，段老才告诉我，解放后禁止使用了（当时正是推行余云岫路线，虽经毛主席纠正，但余波仍在）。老一代是惊弓之鸟，只好明哲保身，情有可原。之后我亲尝附子，有了切身体会。

生附子找不到，用炮附子，救心汤一剂用到一两至二两半，合135克，这才救活了一位从医院拉回家准备后事的垂死病人。这位病人是灵石石膏矿技术员燕俊彦之母，患风心病多年，每年住院两三次。1961年10月，住院一周后病危，在家准备后事。我处方后，其妻（名引小）手忙脚乱，又要做老衣，又要熬药，竟把三剂药一锅煮，又因火太大，熬剩药汁不多，但很浓。40多分钟全数服完后，病人便睁开眼说话，要吃饭。次日即可下炕走路。之后又经一段调治，活了30年，76岁，基本健康。

这一次的误打误撞，侥幸成功，对我震动极大。使我领悟了"医圣不传之秘在剂量"这个判断的正确无误。一首方剂，除了辨证准确无误，理法恰合病机之外，基础有效剂量，便是一个突破口。达不到这个量，既不能治大病，也不能救人命。

之后，读《本草纲目》，从它的序例中，才知道由于李时珍老人对古代度量衡的演变，也不太清楚。对古方剂量怎么定，他做了折中，说："古之一两，今用一钱可也"。仅此这句话就害苦了《伤寒论》，直到现在仍照此办理。现在的用量只达到伤寒方的十分之一，岂不是阉割了伤寒论！关云长是三国名将，你收缴了他的青龙偃月刀，他还有什么威风！伤寒方之所以不能治大病，中医之所以沦为慢郎中，之所以退出急症阵地，之所以沦为西医的附庸的根本原因在这里！

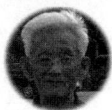

我们所要继承的是古中医传统，所以我们要听《内经》的话，张仲景的话，彭子益的话，除此之外都是误区与迷阵，歪门邪道，死路一条！

### 剂量换算

据 1981 年出土之"东汉大司农铜权"，汉代一斤为十六两，一两为十钱，汉代一斤合现代 250 克，汉代一两合现代15.625 克，六铢为一分，四分为一两，汉代一升，液体为现代 200ml（十升为一斗，十合＜读如 ge＞为一升），不同药物（花、叶、籽、实、矿物类药）由于形状大小，质地坚硬、疏松之不同，经上海柯雪帆等多位专家分别称量核实，可为临床应用依据。有国家历史博物馆物证为证，如五味子一升为76 克，半夏一升为 130 克。

这是伤寒论成书时的国家通行计量标准。为方便应用，去掉小数点以下尾数，则汉代一两合现代 15 克，三两合现代45 克，每一两与原著相差 0.5 克强。基本符合医圣用药原貌。我在 1961 年至 1981 年 20 年间，为救心衰垂死病人，径用原方原量（解放初期沿用一斤等于十六两，一两等于十钱的旧制，尚未改用克制），实际超过汉代用量 1/2，为求稳妥，遵医圣"中病则止，不必尽剂"的原则，采用每剂药煮一次，分三次服，服一次若病退大半，则止后服，停药糜粥自养，不效则叠加，随症情变化，消息进退之法，确有"一剂知，二剂已"的神效。平均计算，药量仍在汉代剂量的范围之内。但已超过现代用量的 10 倍，24 小时附子的用量则超过现代用量 60 倍。由于超过法定药典的剂量，我在 60 年代治重危急症的处方，有两次是经院长、公安局长双签才得以配药。最初 20 年的探索，在误打误撞中在剂量上的突破，（一位心衰垂死病人的家属误将 3 剂药并作 1 剂，2 小时内服附子四两半，合现代 135 克，得以救活，后活到 80 多岁。）使数以万计的垂死病人得以起死回生。经方治病救生死于顷刻的神奇功效，得以再现。直到 1981 年"权"的出土，古方计量的千古谜案，终于告破。令人震撼的是，时珍老人的一句话——"古之一两，今用一钱可也"竟使后世错了 439 年。直到现在，全国各省级中医院的中医临床大夫仍受到种种限制，甚至要追究法律责任。束缚中医手脚的"紧箍咒"太多。中医复兴要走经典之路，已无疑义。刻不容缓的是要按古中医自身发展的历史事实与理论实践，重编药典，刻下要先行松绑，赋予临床中医按照四大经典用药的权力。

# 恩师李可讲附子

附子为药中第一大将，大辛、大热、大毒，驱寒毒，破阴凝，走而不守，通行十二经表里内外，无处不到，性如雷霆霹雳，有斩关夺门之能，破阴回阳之力。与川乌同用，如虎添翼，破冰解冻，无坚不摧。以炙甘草统之，甘缓补土伏火，得干姜之守而不走，山萸肉之酸敛，可上助心阳以通脉，下温肾水以益火之源，挽散失之元阳，固下焦之阳根。故可救生死于顷刻。四逆汤之奥义便在于此。

中医治病以药性之偏，救本气之偏。少阴阳亡为大寒大毒，附子之大辛、大热、大毒，适足以破之。故悟出：对垂死的心衰患者，附子之毒，恰恰是起死回生救命仙丹！医圣立四逆汤，已阐明此理。且看四逆汤的组成与用法便知。本方以炙甘草为君，补土伏火以制附子桀傲不驯之性，药用二两，恰是附子的两倍。以干姜之守而不走，固护中气，药用一两半，引附子守于下焦之水中。生附子一枚（约一两），旁注"去皮，破八片"。去皮，为去附子之邪毒，破八片后药性更易被煎出，充分发挥附子之大辛、大热之性。煮服法：上三味，以水三升（约600ml）煮取一升二合（约240ml），分温再服，即分两次服，每次仅120ml并特别提醒：强人可大附子一枚（50克），干姜二两。

从四逆汤的组成与用法，医圣告诉了我们三点：第一点，炙甘草意不在解毒，而是在补土伏火救中气，因此它是君药。自然，甘草善解百毒，以缓和中土正气，制附子的戾气，驾驭附子不得为害。我的书中强调解毒是为了破疑解惑，打消初学者的顾虑。解歪了医圣原意，罪过，罪过！第二点：生附子之毒在皮上，故要去皮。但附子的大辛大热之毒，却是阴毒寒毒的克星，故不但用生附子，而且要破八片，使药性充分发挥，方后还谆谆告诫，强人要用到一大个，50克以上。医圣对这位大将军深信不疑，才使这位大将军救生死于顷刻。第三点，煮服法中三升水煮到一升二合，火候不大不小，超不过半小时，此时正是附子毒性的最高峰！少阴亡阳是重危急症，生死在顷刻之间，如果按现代教科书或药典的规定，文火煮两小时以上，则病人已经离开人间。所以我在救垂死病人时，是用开水武火急煮，随煮随灌，不敢有丝毫的延误。

附子是中医手中一味救命仙丹，既然要用附子，就得了解附子。书上虽然写过，不如自己用过更踏实。因此，从我开始到第二、第三代弟子，无一例外的亲尝附子，患病则亲自处方服药。所以能做到心中有数，从不失手。我们对医圣张仲景崇信无比，立志学医圣，按医圣的教导，做人做事。我们每一个人都有许多惊心动魄的经历，一切重大风险我们都一一闯过，青年一代完全可以放心大胆地实践我们的经验，为中医复兴接过我们手中的接力棒。通过三代人的艰苦奋斗，迎接中医复兴盛世的到来。

# 恩师李可讲细辛

　　细辛，是医界挠头的药物之一，与川乌、附子同列。几乎人人谈虎色变，畏之如蛇蝎，有终身不敢一用者。细辛，本是医圣手中的秘密武器，用于救危亡于顷刻的一号大将。由于宋代元祐年间陈承的《本草别说》中有"细辛若单用末（这是无的放矢，从古代到今并无一人以单味细辛末治病），不可过钱匕，多即气闭塞，不通者死"一句。陈的根据是某狱中一囚暴死，似与服用含有细辛的药末有关，既未查证属实，又未作药物成份分析，想当然将道听途说写入书中。后时珍老人编著《本草纲目》时，不辨真伪，不读《神农本草经》的明文记载，以及《伤寒论》经典用药的范例，将陈说引入《本草纲目》。于是"细辛不过钱"的谬说便流传天下，使救命功臣细辛蒙羞、蒙冤 439 年。

　　中医界要为细辛平反昭雪，要追根溯源。《伤寒杂病论》是公认的四大经典之一，是中医之魂。而医圣用药所遵从的是《神农本草经》。两大经典，足以拨乱反正！

　　先看《本经》论述：

　　《本经》将细辛列为上品，所谓上品即可以久服，可以延年益寿。论曰："气味辛温无毒，主咳逆上气，头痛脑动，百节拘挛，风湿痹痛、死肌。久服明目利九窍，轻身长年"。

清代张隐庵阐释此段经文，指明医圣的用药法度，并批驳陈承谬说，极有见地。敬录如下：

"细辛气味辛温，一茎直上，其色赤黑，秉少阴泉下之水阴，而上交于太阳之药也。少阴为水脏，太阳为水腑，水气相连于皮毛，内合于肺，若循行失职（本气之伤，外邪之侵），则咳逆上气，而细辛能治之（麻附细、小青龙汤病理、病机）。

太阳之脉起于目内眦，从巅入络脑，若循行失职，则病头痛脑动，而细辛亦能治之（麻附细法又一解）。

太阳之气主皮毛，少阴之气主骨髓。少阴之气不合太阳则风湿相侵，痹于筋骨，则百节拘挛；痹于腠理，则为死肌，而细辛皆能治之。其所以能治之者，以气胜之也。（新订大乌头汤之病理、病机直解，可治类风湿性关节炎、硬皮病、红斑狼疮等免疫缺陷病）。

久服明目利九窍者，水精之气，濡于空窍也。九窍利则轻身而延年矣！"

又曰："宋元佑陈承，谓细辛单用末不可过一钱，多则气闭不通而死。近人多以此语忌用（细辛），而不知辛香之药，岂能闭气？小青龙汤内之细辛之所以能止咳、定喘，皆辛香宣肺、启闭开窍之功！上品无毒之药，何不可多用？方书类此之言不少（未指出李时珍，留足了面子！）学者不善详审而遵守之（凡经典必恪遵之，原原本本继承之！），岐黄之门

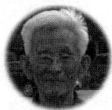

（伤寒论是第一道门坎），终身不能入矣！"

再看医圣张仲景如何用细辛。

医圣用细辛共 16 方。

凡治外寒内饮、血虚寒凝致四肢厥逆时，重用细辛散寒化饮之功，用量为三两，如小青龙汤、当归四逆汤及其类方等 8 方。若本气先虚，少阴阳根不固，兼夹外犯或内生之实邪，则细辛只用二两，并与附子同用，如麻黄附子细辛汤之治太少同病，毕安内攘外之功于一方，大黄附子汤用细辛与附子、大黄相配，治寒积便秘，胁下偏痛。细辛辛散之力极强，只用二两，以免辛散太过。同类方共 5 方。其余各方都是丸散，用量不等，但每次服用量极小。

医圣用细辛已入化境，《神农本草经》的药理，在《伤寒论》中发挥到极致！《本草正义》全面总结了仲景用细辛之妙："细辛芳香最烈，故善开结气，宣泄郁滞，而能上达巅顶，通利耳目，旁达百骸，无微不至，内之宣络脉而疏通百节，外之行孔窍而直透肌肤"。

细辛以辽细辛为佳，药力雄厚，疗效卓著，但副作用是易致人呕吐，有人主张蜜炙一刻钟，以减其辛烈之味，此法可行。凡用细辛剂，对老幼妇儿重症病人，可依照仲景基础有效剂量，全方按比例迭减至最小量，然后逐日叠加至基础有效量，以保证疗效。适当变通以适应不同病人。

总结细辛之功用与用量，医圣张仲景应是我们的典范。在大是大非面前，我们只听张仲景和《神农本草经》的教诲，而不是不看四气五时，升降浮沉，脏腑归经，只论药物的化学成分，那样我们就不是中医了。中医复兴之路在古代而不是现代，中西结合，中医现代化、科学化，已化掉了中医的灵魂，只剩一具躯壳。只有彻底洗脑，告别错误，拨乱反正，回归经典，原原本本继承传统，才是中医再生之路。一味迁就西方，附庸所谓科学，那是自我毁灭！

**附：夏某医案**

夏某，女，17 岁，山西临汾人。

2007 年 5 月 19 日初诊：经北京中日友好医院诊为"红斑狼疮"5 年。自幼体弱，久用激素，致肝肾损害。自汗，脊痛，下肢肌肉关节痛不可近。曾发高热月余，脱发，两颊红斑。15 岁初潮，病后停经已年半。

面色萎黄灰暗，腿软，迈步困难，一日跌扑二、三次。脉迟 54 次/分，心动神摇，食少消瘦，除"满月脸"外，余处皆瘦削。

断为先天不足，藩篱大开，寒邪由表陷里，直入三阴要害，正虚不能鼓邪外透，予扶正托透法。

**处方一**：生芪 250 克，当归、桂枝、杭芍各 45 克，炙草 60 克，炮附片 45 克（日加 5 克，90 克为度），制川乌、吴茱萸、黑小豆、防风各 30 克，白术、干姜各 90 克，生晒参 30 克（另），生山萸肉 90 克，辽细辛 45 克，坤草 45 克，生姜 45 克，大枣 25 枚，蜂蜜 150 克。

加水 3000ml，文火煮 2 小时，去渣，入蜂蜜，浓缩至 300ml，兑入参汁。日分 3 次服，饭后 40 分。

**处方二**：鹿茸粉 30 克，清全蝎 60 克，大蜈蚣 30 条，研

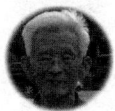

分 30 包，一次 1 包，3 包/日，随中药服。

2007 年 6 月 8 日二诊：前投变通大乌头汤去麻黄加萸肉、坤草，服至 5 剂，心跳加快，日泻恶臭带有粘涎之稀便 3～4 次，小便亦增多，甚觉爽快，食纳大增。

此为本气渐旺，自我修复机制启动。胃气来复，则太阴得以统帅三阴，促使伏邪渐次外透。心跳加快者，乃深伏心宫之寒邪，得下焦命门真火之助，开始化解（凡心肌病，心包炎，积液诸病皆有此效应）。方中并无泻药，泻恶臭便者，亦真火扫荡寒邪从二便而去。亦有吐出大量痰涎者，此即《内经》"在上者，因而越之"，皆因中药助人自我调节、修复之能。毕竟青年，生机旺盛，诸症可退十之七八，痹痛全退，登四楼不需父亲扶持。面色红润，已无病容。

仍遵原意出入，原方加节菖蒲 30 克，直通心窍，嘱服 30 剂后再诊。

2008 年 3 月 16 日三诊：上方服 25 剂，附子已达 135 克。月经来潮，长达 26 个月之剧烈痛经亦愈。此期间面颊、指肚、小关节不断透发红疹、红斑、小结节，腰、腿部大结节多个，旋起旋消，全身脱壳一层，六脉平和。

效不更方，嘱原方再服一月，加服培元固本散。附子从 135 克，日加 10 克，无上限，加至正气大旺，正邪交争，出现瞑眩效应后停药静养，仍在服药中。

累计近年经治红斑狼疮 5 例，其中 1 例病愈后生一男孩。治类风湿性关节炎，脊髓空洞症，股骨头坏死，硬皮病等免疫缺陷病皆有卓效。

本方由黄芪桂枝五物汤，理中汤、麻黄附子细辛汤、大乌头汤合方化裁而成。遵三阴统于太阴之理，以理中汤、破格救心汤统驭全方，寓攻于补，扶正托邪为法。

由于有蜂蜜，黑小豆，防风之善解乌、附之毒，煮服又尊医圣法度，绝无中毒之虞。若出现大瞑眩，则瞑眩一过，病退大半。若不能耐受，可以加蜂蜜150克，开水冲服，移时即解，无需过虑。

# 恩师李可谈小青龙汤及其应用

医圣小青龙汤是治喘神剂。是破解世界医学难题中之心肺、肾重危急症的法宝之一。重新认识伤寒论，努力实践、探索、发掘伤寒论每一方的奥秘，是传承医圣心法，复兴中医的奠基之举。愿与青年一代共同完成这一历史使命。

## 一、小青龙汤组成

### （一）组成

桂枝（去皮），麻黄（去节），芍药、细辛、干姜、炙甘草各三两（各 45 克），五味子半升（38 克），半夏（汤洗）、半升（65 克）、（生姜 65 克），（见半夏注）。

用经方大剂治病，今人颇多疑虑。今一一破疑解惑，拨乱反正，以利临证应用。

1. 桂枝原方旁注桂枝去皮，现代以桂枝尖为好。

2. 麻黄一药，伤寒方中最大剂量为六两（合 90 克），本方为三两（45 克），在汤剂煮服法中注明，"先煮去上沫"，上沫中有瞑眩物质，服之令人头眩，面赤而呕，先煮去上沫可免此弊。我的经验可加等量之蝉衣则可有效防止发生瞑眩。

麻黄效用，不但可以开玄府（周身毛孔）而发畅汗，且可通利九窍，开鼻塞，明目聪耳，利小便。使用麻黄峻剂时，可采取"得汗则止，不必尽剂"之法，消息进退。小儿、妇乳、老弱之人，可先服 50ml，密切观察，得润汗则减后服，得畅汗（全身毛孔皆有润汗，玄府已开）则止后服。3 小时内仍无汗意，可加至 100～150ml，更加饮热稀粥一碗以滋胃助汗。有的病人，虽无汗却小便特多，咳、肿皆消。此为肺气已开，外邪下走空窍而出，亦为中病，勿须强发汗。医圣发汗解表剂中，麻黄用至三两，正是伤寒方的基础有效剂量，低于此则无效。我的弟子治一表闭浮肿病人，每剂 10 克许，久治无效。遂加至 15 克，药房忙乱中误取 50 克，及至发现错误，赶到病人家中时，已药后全身畅汗，肿全消，安然入睡。药工之误，恰恰暗合了医圣基础有效剂量，愈病之速，出人意料。医圣不传之秘在于剂量，又是一证。

3. 伤寒方中除芍药甘草汤用白芍酸以收之、补之外，其余皆用赤芍，意在通利。经宋代许学士考证无误。再看《神农本草经》芍药项下论述："芍药，味苦平，主邪气，除血痹，破坚积寒热，疝瘕，止痛，利小便，益气"。则更无疑义。

4. 半夏原方旁注汤洗。"汤"意为沸水，汤洗即以沸水冲洗数遍。经方中半夏皆生用，汤洗可去其辛辣刺喉之弊，但汤洗也洗掉了半夏稠粘润滑之液汁。过去认为"半夏辛温燥烈"，错了！《内经》明示："辛以润之"。凡辛味药皆有润的功用，附子大辛大热大毒，都能"致津液"，似乎匪夷所

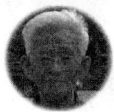

思，正是因为附子最能通行十二经脉表里内外，阳能生阴，气能升水之故。半夏液汁手感滑溜，正是半夏温润的证明。古方"半硫丸"治寒积便秘，半夏降肺、胃、胆经之上逆，辛润通便，硫磺大热破寒积，甚效。故我从1961年起，凡用生半夏不汤洗，而以等量之鲜生姜同煮，制其辛辣，积48年之亲身体验，无害而有殊效。用治重症妊娠恶阻，小儿老人暴喘欲绝，百日咳，肺心病之两衰危证，肺纤维化，食道癌之重度梗阻（生半夏130克，鲜生姜75克，赭石细末120克，生附子30克，红参30克，干姜75克，吴茱萸30克，大枣25枚，加用开道散）等数万病例之实验，皆能应手取效，未见一例有害。现代之制半夏，经清水浸泡，甘草、白矾、生姜片浸泡月余，反复换水淘洗，制成之后已是纯粹"药渣"，半夏功效，丧失殆尽，非但不能止咳、止呕，浓重之矾味，反而令人作呕。现代用二陈汤之所以无效，源出于此。当代青年中医，以传承医圣薪火为己任，故在理、法、方、药四个大环节，要恢复医圣法度。驾驭毒药以救人性命，是医圣的重要贡献之一。重重险关，老一辈人已一一闯过，青年一代只要勇于再实践，细心体验，必可成功中医复兴之伟业。

## 二、小青龙汤的主治

综合归纳伤寒、金匮的论述，本方主治下述各证：

一、"伤寒表不解，心下有水气，干呕发热而渴，或渴、或利、或噎、或小便不利少腹满，或喘者，小青龙汤主之"。

其脉必见紧、弦。

二、"病溢饮者（水气不化，流于四肢，肌肤，身疼重如带五千钱，肿胀，谓之溢饮）。当发其汗，大青龙汤主之（病之重者），小青龙汤亦主之（病之轻者）"。

三、"咳逆依息不得卧（哮喘重症，张口抬肩撷肚，危困欲绝，端坐呼吸，不能平卧），此方主之"。

四、"妇人吐涎沫（痰饮上泛），医反下之，心下即痞（病机在上、在外，当解表化水气，下之则引邪深入），小青龙汤主之。涎沫止，乃治痞，泻心汤主之"（半夏泻心汤和之，此证可直用大桂附理中合吴茱萸，直温太阴本脏，更助釜底之火，以拔痰饮之根）。

五、"治肺胀，咳而上气，烦躁而喘，脉浮者，心下有水，小青龙汤主之"。（即小青龙汤加石膏二两，此证由外寒闭塞过久，内已化热，故加石膏解外清内，免成肺痿之祸）。

以上五条，第一条为伤寒太阳篇小青龙汤证之提纲，以下四条为金匮治内伤杂病之变法。

我的理解，小青龙汤主证只"咳喘"二字，病在肺脏，日久由肺入肾。其病机为"本气先虚，外寒内饮"。治疗大法为"发汗利水，表里双解"。

太阳经是病的来路，亦是病的去路。胸中为太阳经出入之路，又为肺经安居之所，肺为水之上源，皮毛为肺之外窍，又是太阳经之循引通道。诸症当先解表，开太阳，宣肺窍，汗出则外寒由里出表，小便自利，水饮自消，诸症自愈。

但临床治病，却没有这么轻捷便当。由于人体本气已虚，

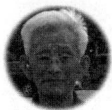

外邪屡屡入侵，寒邪由表入里，由浅入深，正气愈虚，邪陷愈深，层层藏匿于三阴之里，成为痼疾。非得反复扶正托透，伏邪难以尽出，此其一。

本汤病机中内因之"水气"，实即痰饮之演化，痰饮之成，"脾为生痰之源"，必是人体本气先虚，脾失健运，饮食不化精微，反成痰浊，于是浸渍于心胸肺胃间。"肺为贮痰之器"，咳喘之内因，实缘于此。若无此内因，则外受风寒，不过是区区麻黄汤证而已，不会成为内外交困的小青龙汤疑难大证。

医界有一句话"医生不治喘，治喘丢了脸"。不但中医，现代医学对喘证也是束手无策。说来惭愧，这一世界难题，远在一千九百多年前，医圣张仲景已完全解决，他的武器便是小青龙汤。

小青龙汤之所以能成为治喘神剂，乃是因为医圣驾驭有方。在"五或症"的加减法中，从种种苗头的端倪初见，便预见到深层病机转化的理路。从而采取相应的治法，以保元气。

如看到第一个苗头"微利"，便去麻黄，因为大便稀溏已知病邪入里伤及太阴本脏，不可更发其阳，故去麻黄之散表。

看到第二个苗头"渴"，便知津液已伤，有转化为阳明病之险，故去半夏，以免重伤津液，而加瓜蒌根三两（即天花粉），以止渴生津，阻断"太阳热化入阳明"之变。

第三条，"若噎者，去麻黄，加炮附子一枚"。这是一个非比寻常的大苗头。有两种解释，一是食物下咽有气阻隔感，非食道病变的假性噎膈症。一是"呃逆"频作，古云："久病见呃逆者危"。

少阴元气，本应下守丹田，今见丹田之气上奔作呃，少阴根气不能下守，将有亡阳厥脱之变，故去麻黄，加附子急温里寒。

此条，医圣揭示了一条大原则：当表证、里证同时存在，若里证急，危及生命，则"急当救里"。

伤寒全书，每一法，每一方的字里行间，都寓有这样的深义，不可等闲视之，这也是六经辨证的精髓。中医治病当以识病机，抓"苗头"，顾护脾肾元气为第一要义！

### 变通小青龙汤思路

考虑到现代人全属未病本气先虚，甚则未病本气先溃，因此，我用小青龙汤有以下变通：

一、加附子45克，以四逆汤法驾驭小青龙汤法。

重症加生山萸肉90克，先防厥脱，使元气固若金汤，则麻黄细辛可放手去解表利水，而无辛散过度之虞。

二、加生晒参30克，使成为四逆加人参汤，滋阴和阳，益气生津，以制姜、夏之燥。

重症则改投高丽参9~15克，研末吞服，缓缓提升下陷之中气以定喘。

三、加茯苓45克，成为小半夏加茯苓汤。另辟蹊径，淡渗利湿，使浸渍心胸脾胃间之水饮从小便去，协助麻黄细辛开玄府发汗，上下分消。

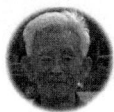

四、为使本方成为治喘神剂，从射干麻黄汤中选入紫菀、冬花"对药"，以治"咳而上气，喉间水鸡声"（湿痰缠于喉间所发之痰鸣音）。从近代沪上名家经验中选入定喘要药壳白果一味。

紫菀、冬花，本经中品，温而不热，润而不燥，寒热皆宜，百无禁忌。《本草正义》盛赞"紫菀，专能开泄肺郁，定喘降逆，宣通壅塞，兼疏肺家气血。凡风寒外束，肺气壅塞，咳呛连连，喘促哮吼及气火燔灼，郁为肺痈，咳吐脓血，痰臭腥秽诸症，无不治之。而寒饮盘踞，浊涎胶固，喉中如水鸡声者，尤为相宜。"冬花与紫菀性味相近，仲景之后凡治肺痿、肺痈、咳嗽喘促诸方无一不列为主药。

所选白果，味甘，微苦，入肺肾经。功能敛肺气，定喘嗽，止带浊，为痰喘要药。其性收涩，表实者与麻黄同用，一散一收，治痰喘极效。白果有小毒，而白果壳善解白果毒，故凡用白果入药，宜带壳打碎入煎。

五、凡见喉间痰鸣漉漉者，加竹沥60ml（三次服），以稀释涤除痰涎。

六、痰喘实证，胸高息涌，窒闷欲死，加杏仁半升（55克），葶苈子半升（62克），大枣30枚，病退即去。

七、肺心病合并呼吸衰竭、脑危象者，加麝香0.3~0.5克（首次顿冲），附子加至100克，另加山萸肉120克，生龙牡、活磁石各30克。

八、寒邪郁久，入里化热，体温39℃以上者，加生石膏250克，乌梅36克，热退即止后服，不必尽剂。

九、方中麻黄有致瞑眩物质，令人一阵昏眩，面赤如醉，除先煎去沫外，可加等量之虫衣，可免此弊。

**变通小青龙汤全方如下**

**处方**：桂枝、麻黄（另包，先煮去上沫）、虫衣、赤芍各45克，炙草30克，制附片、干姜各45克，五味子33克，辽细辛45克（蜜炙），生半夏65克，生晒参30克（另煎），茯苓、炙紫菀、炙冬花各45克，壳白果20克（打），鲜竹沥60ml，生姜65克。

**本方煮服法**

一、加水2500ml，先煮麻黄去上沫，减500ml，后入诸药，文火煮取500ml，兑入参汁，分3次服，每次200ml，每次间隔3小时。

二、服首剂第一次后密切观察，若得全身畅汗，则剩余二次弃去不用。若仅得微汗，3小时以后再给药一次。若仍无汗，则缩短间隔时间，频频给药，以得汗为度。此即重剂分投，酌情进退之法。

若服首剂即得畅汗，或汗虽不畅而小便通利，亦为中病。则第二剂之后麻黄减为5克，此时麻黄之用已非发汗，而是调畅五脏气机，类同阳和汤之用。

特殊体质，表闭过甚者，在服汤同时，可加饮热稀粥，或"黑小豆、红糖、生姜、大枣和葱白"（五虎汤），以滋胃助汗。

三、老幼妇弱使用本方，可将全方按比例制小其剂。如

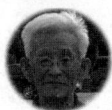

用1/2量，则全方每味药皆减去1/2，严格保持原方君、臣、佐、使各药原貌，不得打乱君、臣、佐、使的比例，以保证经方的主攻方向。最小剂的底线是不得低于1/5，否则无效。婴幼儿也不例外。

如本方附子45克，取1/5为9克，汤成，分10次稍稍与之，每次附子量约为0.9克，中病则止，不必尽剂，只要辨证无误，1/5的变通小青龙汤，治愈小儿暴喘的时间，超不过8小时，所用药量不足半剂药，剩余药液可弃去，或保留到次日陆续服完，可保终身不犯。

### 变通小青龙汤的临证应用

#### 小儿暴喘

1976年冬，治转业军人王某之子，2岁零3个月。

夜半，突然暴喘痰壅，无汗，喉间痰鸣如拽锯，面如蒙尘，唇青肢厥。询知下午给喂肥肉两块，证属寒喘夹食，予小青龙变法加味。

**处方**：桂枝、麻黄、虫衣、赤芍、炙甘草、辽细辛、干姜各9克，五味子8克，生半夏13克，制附片9克，红参9克（捣，同煮），竹沥膏10ml（分次兑入），炙紫菀、炙冬花各9克，壳白果10克（打），茯苓、焦山楂、炒莱菔子各9克（治伤肉食），生姜10片，白芥子10克（炒研，去皮里膜外之痰）。

加水1000ml，文火煮取100ml，小量多次，日尽一剂。此即变通小青龙汤1/5量。10岁以上儿童则服1/2量。18岁以上用成人量。老弱者酌情参照。

病家连夜抓药煮服，从开始服药至日凌次晨8时，4小时许，一剂未尽，诸症悉除。追访至1996年，已20年未犯。

余用本方49年，经治小儿近千人，大多一剂即愈。

肾气虚者，加肾四味各10克，核桃肉4枚（与本方合人参胡桃汤青蛾丸，初病在肺，久必及肾，补纳肾气法），3剂必愈。经年累月难愈者仅一例，后服固本散加川尖贝、上沉香、蛤蚧尾、冬虫草，服半年后，10年痼疾得以根治。

又尝治一先天性心脏病二尖瓣缺损12岁男孩，逢寒即发暴喘，唇舌指甲青紫，喘息抬肩，不能平卧。常备此方加麝香如米粒大，病发服之，二、三日即平复如初。后以固本散一料，加生黄芪600克，制附片100克，干姜90克，炙甘草60克，日服3次，每次3克，不装胶囊，以热黄酒调服，三月后不再发。惜未追访，不知缺损之心肌是否长全。

又一教师之孙女，8岁，患先心病心肌缺损，时觉气憋，发作时喘不能卧，唇青紫。此公不甚相信中医，闲谈时论及此事，北京某医院因患儿体质很弱且与主动脉粘连，暂无法手术，不知中医有无治法。余嘱其日用生芪100克，煮汤一小碗，入冰糖一小块，渴即饮此水，用一月余，唇紫退，喘憋亦不再发。后迁居晋南，不知所终。

黄芪，位列《本经》上品第三，得土气最厚，善补中气，运大气，固表气，入脾经而主肌肉，最能化腐生肌，再生死肌，风湿肌痹，肌肤顽麻不知痛痒，服之可全身脱壳一层而愈。

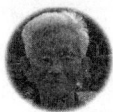

糖尿病下肢溃烂坏死，以经方黄芪桂枝五物汤，重用黄芪500克，半月间排尽脓血及黑烂死肉，收口而愈。

黄芪又主大风，可治大麻风之全身肌肉溃烂。叶天士云："人生之虚，不外乎气血两端。黄芪气味甘温，温之以气，可补形（心肌亦有形之一）之不足，补之以味，可益精之不足也。小儿稚阳也，稚阳为少阳，少阳生气条达，小儿何病之有！黄芪秉春生少阳之气，入少阳而补生生之元气，所以概主小儿百病也"。由此推论，黄芪亦能主治小儿先天性脏器发育不全，请青年一代顽强实践，观察体验，为古中医学宝库再添新篇。

## 小儿急性肺炎

本病以发热汗出而喘为主证，可分正局、变局两种。正局用麻杏石甘汤，变局用变通小青龙汤。

### 正局（麻杏石甘汤法）

指小儿素体健壮，抗病力强。受邪则从热化，病机是"表寒未罢，里（肺）热已炽"。表邪来路是太阳，已用麻黄汤发汗，但寒去不彻，阻遏于肺，浸渍肺窍，故汗出而喘不止。虽有汗，不是大汗，虽里热，非大热，若大汗、大热则已是阳明白虎证，看出有内传阳明之势。故以麻黄汤去桂枝之辛温，重加石膏之辛寒为君，变辛温解表为辛凉清解、表里双解之法，使外邪仍从表出，阻断内传阳明之变。

麻黄汤一味药的改变，开创了辛凉解表，甘寒清热之新路，成为后世温病派思路之祖源。伤寒方可以统治温病，清代中叶，柯韵伯以辛凉轻解法治春温，50年代中期，蒲辅周以变通白虎汤治暑温（乙型脑炎大流行），达到了无一死亡，无一致残的成果。融寒温于一炉，以伤寒大法驾驭温病治法，大有可为。

麻杏石甘汤法治小儿急性肺炎注意点：

一、本方为辛凉清解峻剂。原方组成为：麻黄四两（60克），杏仁五十个（20克），炙甘草二两（30克），生石膏半斤（125克），这是伤寒论的基础有效剂量。

二、如何掌握应用？且看原方煮服法：

上四味，以水七升（1400ml）先煮麻黄减二升，去上沫，内诸药，煮取二升（400ml），去渣，温服一升（200ml）。

本方得汤汁共二升，只言温服一升，所剩一升怎么办？未曾交代。与其他方剂煮服法不大一样，不是笔误或遗漏，而是一个悬念，有种种未尽之意，须得深思，方能领悟。

其一，医圣治急性肺炎（麻杏石甘汤证），只需半剂药，即可热退喘定，所剩一升，弃去不用。

其二，若惜药而尽服之，则药过病所，病机瞬息万变，造成新的伤害。由于手太阴肺经生于中焦，土为肺之母，脾胃相连，肺热已退，寒凉太过则伤胃，而阳明之里即太阴，转为太阴病，食少便溏之坏病，扶得东来西又倒，此等教训，随拾即是。此犹误之轻者，重则太阴之里即少阴，神卷困顿，已是少阴病但欲寐之渐变，则更加焦头烂额。以上为用量太过。反之，如用量太轻，则不能达到基础有效量。注意本方君臣佐使比例，君药生石膏是麻黄的两倍，杏仁的六倍，炙

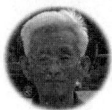

甘草的四倍，可以制小其剂，但不可打乱比例，变异主攻方向，则不能顿杀病势，难以阻断内传阳明之变，热势愈盛，亢热不退，熏灼脏腑，耗伤津液，最后阴竭导致气脱、阳亡（重症肺炎最后死于呼吸衰竭、心衰）。

故学伤寒重在识病机，用伤寒方要恰到好处，有病则病挡之。当用之际，又要当机立断，不可犹疑。出现误治坏病，则以理中、四逆辈先救药误，以复元气。

以上，对麻杏石甘汤证六经病机转化的方方面面，据临证实际加以叙述，不论伤寒温病，也不论用药太过、不及，或现代医院 ICU 的垂危病人，一旦出现少阴证，则已到了生死关头，速投大剂破格救心汤加麝香，十中可救八九。

以上所述为成人治法，而婴儿亦同此理。同样一剂药，只在服法上改为小量（每次 1～2ml），多次（开始半小时，得效后延长至 1～2 小时给药），若热退，喘定，入睡，则醒后再喂 5ml，3 小时后再喂一次，即可停药观察。若在次日午前尚未全好，则可再给药两次，每次 5ml，间隔 3 小时，所剩药汁弃去不用。治愈一例肺炎，不过一剂药的 1/20，最多超不过 1/12。在农村，配药难，宁可多备少用，不可急用无备。这样用药似乎骇人听闻。但是若用小剂（如 1/10），则煮出的有效成分浓度不够，反而误事。

**变局（变通小青龙汤法）**

小儿肺炎，如素有痰喘宿疾，正气先虚，暴感寒邪，无汗或有汗而发热，剧烈咳喘，鼻翼煽动，喉间痰声如拽锯，脉浮紧或滑数，烦躁闷乱，渴而索水，舌中根黄燥者（内热的依据），知有新感引动伏饮，内热已著，速投变通小青龙汤1/2量，加生石膏125克，依上法煮汤，小量多次给药，得汗则烦躁立退，咳喘立解，脉静身安，安然入睡。次日用1/5量，去石膏，再服2剂即安。

小儿脏腑娇嫩，寒热虚实，瞬息万变。尝见肺中燥热未罢，太阴虚寒已起，若单用麻杏石甘汤，则病愈之后，食少便溏，羸弱之患，非旬日调治难以复原。吾今以四逆加人参山萸肉汤驾驭小青龙加石膏汤，太阴、少阴已得双重保护，虽重用生石膏清肺热，中病则止，绝无后患。

### 小儿大叶性肺炎垂危案

郭某，女，6岁。

1989年冬患急性大叶性肺炎，住院10日，已高热抽搐1小时后昏迷6日，并发呼吸衰竭、心衰12小时，夜半邀余会诊。询知曾用进口青霉素，大剂量激素，清开灵，安宫牛黄丸无效。

现体温突降至36℃以下，二便失禁，气息微弱，喉中痰声漉漉（已予吸痰无效），面如蒙尘，唇、指、舌皆青紫，手冷过肘，足冷过膝，六脉散乱如雀啄、屋漏（心脏停跳前奏），已24小时吸氧5日。

此属高热伤阴，阴竭，阳无所附，气脱于下，阴阳离决之险已迫在眉睫，院长介绍，已请省内儿科专家会诊，专家认为"小儿大叶性肺炎，出现呼衰、心衰、脑危象其中之一，已是死症，三者并发，神仙也救不了，无能为力"。

我看小儿大汗淋漓，出气多，入气少，面如死灰，生死

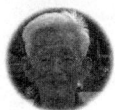

在顷刻间。遂不再多言，急疏破格救心汤平剂。

**处方**：炙草90克，干姜75克，制附子45克，生山萸肉120克，三石各30克，高丽参30克，麝香1克。

令药房取药，武火急煮，边煮边灌，每次鼻饲5ml，麝香0.2克，至凌晨8时，5小时内共服药4次，院长来告，服第二次后汗止，体温回升至37℃，手脚已温，心跳偶见间歇，呼吸平顺，服第四次后已能睁眼，吐痰，已给牛奶一小杯，已不再吸氧，去掉鼻饲管。当日，每小时给药10ml，8小时内又服7次。下午4时再诊，小儿已能讲话，喝牛奶3次，泡食馒头片5片，脉仍迟弱，50次/分，已无雀啄。面色少显苍白，两目有神，唯喉间痰鸣如拽锯不退。询之，知有痰喘宿疾。遂予变通小青龙汤3剂，取1/2量，麻黄减为5克，加生山萸肉90克固脱。一场大病，九死一生，脏气大伤，令服培元固本散半年。

今年6月，遇于一友人家，此女已19岁，大病之后，调护得宜，颇健壮，已参加工作。其痰喘宿疾，自暴病中服破格救心汤1/3剂，变通小青龙汤3剂后，竟得根治。

此案有两点值得记取：

其一，此病在预后判断上，中西医基本一致。从中医古籍（内经、难经、四诊抉微）记载看，凡见五脏绝证，七怪脉绝脉者，为必死之候，可以预知死于某日某一个时辰。我的态度是，明知不可为而为之，只要一息尚存，心跳未停者，即当一心赴救，不计得失，尽到一个医生救死扶伤的职责。我从医54年，救治这样的病人约五千之数。不要被外国人的结论、古人的定论所拘，尽信书则不如无书。自己做过，方知端的。

其二，我只是一个赤脚医生，我能做到的事，相信青年一代完全可以做的更好，我学医圣张仲景的遗作，不过是一星半点，努力按他的教诲，身体力行而已。青年一代要立志全面继承伤寒论六经辨证的理法方药，努力发掘无尽宝藏，一代更比一代强，勇敢地肩负起中医复兴的历史使命！

### 变通小青龙汤病机证候解

变通小青龙汤的病机、证候是"伤寒表不解，心下有水气，发热汗出而喘"，"咳逆依息不得卧（或无汗而喘)"，"心下"的部位，包括胸中，心、肺、胃。水气，是痰饮之未成形者，重则可以变为粘稠之痰涎，浸渍、阻滞、缠绕于诸脏器之窍道间而成喘。只要符合主证病机，不论西医的何种病或中医的一切外感内伤，皆可通治之。

故本方可治现代医学之支气管炎肺炎，哮喘，肺气肿，肺心病，肺间质纤维化，肺癌等一系列呼吸系统疾病；急性结核性渗出性胸膜炎，胸部积液，心包炎，心包积液，冠心病之痰浊瘀阻等心、胸部诸疾；心下即胃，胃为生痰之源，痰阻于胃，变生假性噎隔、呃逆等病。现摘要叙述常见三种垂危急症的初、中、末三期治法如下，为大家在临证应用变通小青龙汤时做到心中有数。

#### 急性结核性胸膜炎

初病出现类感冒症状，发热恶寒，咳喘，胸闷，脉浮紧

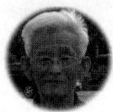

者，即投变通小青龙汤 1 剂，热退喘定，麻黄改为 5 克，再服 2 剂。

失治或误治，胸腔积液，剧咳不止，胸闷刺痛，发热口渴，脉细数，舌边尖瘀紫者，速投下方：

**处方**：瓜蒌 45 克，薤白 30 克，白酒 100ml，桂枝、赤芍各 45 克，炙甘草 30 克，丹参 45 克，檀香、降香、木香、砂仁各 10 克（后 7 分），生半夏、生苡米、芦根、茯苓各 45 克，桃、杏仁泥各 30 克，冬瓜仁 60 克，生姜 45 克，大枣 12 枚。

上方 3 剂，3 小时 1 次，日 2 剂，夜 1 剂，集中全力，化去胸肺间之痰、水、瘀浊，24 小时即可脱困。本方亦可治心包炎之心包积液。

热化伤阴者，加西洋参 30 克。

寒化、虚化，脉微细，但欲寐，元阳被一团阴霾所困者，加炮附子 45 克，干姜 45 克，红参 30 克（另），灵脂 30 克，破阴通阳。

### 肺间质纤维化

本病到中医接手诊治时，已属误治坏病，晚期之晚期。多数并发肺心病、冠心病、顽固性心衰，渐进性呼吸衰竭。由于人体本气已虚到极点，救治大法只能是"但扶其正，保命第一"。由于治疗过程中西医长期用大量激素及抗菌消炎疗法，中医又以滋阴清肺，清热解毒为主，寒凉败中，肺阴未复，脾阳先伤，食少便溏，土不生金，化源先竭，反促败亡。急以桂附理中汤小剂先救胃气，保得一分胃气，便有一线生机。方如下：

**处方**：炙草24克，干姜12克，炮附片12克，高丽参15克（另），白术12克，砂仁米10克，紫油桂10克，炒麦芽60克，藿香10克，佩兰10克。

加水1000ml，文火煮取150ml，兑入参汁，日分4次服。

由于此证属病人胃气伤残过甚，非但不能运化饮食，亦不能运载药力，故以小剂缓图，补火以生土，芳化温中以醒脾。

**处方**：用理中法不可用青、陈皮、厚朴、枳实等破气之品。因太阴病之胀满，乃寒湿阻滞，中气旋转升降无力所致。桂附壮釜底之火，参芪补中气之虚，砂仁、藿佩芳香化湿醒脾，方克有济。妄用开破，反使中气下陷，拔动阳根，是促其死矣！

用药一周，胃气来复，食纳渐增。此时可制大其剂如下：

**处方**：炙草90克，干姜90克，炮附片45克，高丽参30克（另），白术90克，砂仁米30克，紫油桂10克，炒麦芽60克，藿香10克，佩兰10克。

上法调治月余，食纳大增，胃气来复，病人度过生死一关。

本病属大虚大实之候。久病气血耗伤殆尽，阴竭阳亡，气息奄奄，是为大虚。肺叶枯萎，湿痰死血盘踞深痼，是为大实。肺为娇脏，非如腑实、痈毒之可以用霹雳手段，直捣病巢。只能以攻补兼施，抽丝剥茧的方法，缓化湿痰死血。

本病属沉寒痼冷，寒邪由表入里，由浅及深，深陷入脏，冰伏难出。治法上，虽数十年之久，仍当引邪由里出表。这

85

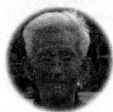

正是《内经》："善治者治皮毛，……上工治其萌芽"之一大法宝。由于本病主证与变通小青龙汤完全吻合，故以本方扶正托透法贯彻始终。

培元固本散以血肉有情之品有峻补先天肾气，重建人体免疫力之功，故当常服。针对本病大实而又难以攻伐扫荡的特点，加入化瘀、化痰、虫类药，由浅入深，抽丝剥茧，入络搜剔，化瘀散结的缓攻之法，攻邪而不伤正。方中尤以炮甲珠、麝香对药，穿透攻破，无微不至，辟秽化浊引诸药直入肺窍，清除湿痰死血。诸药相合，有修复、激活受损肺实质病变之效。方如下：

大三七（占全方总量）1/3，黄毛茸尖，高丽参，灵脂，血琥珀，血河车，炮甲珠，麝香，川尖贝，上沉香，土元，生水蛭，藏红花，全虫，蜈蚣，蛤蚧，冬虫草。

本病在三衰暴发，生死顷刻之际，救阳为急，大剂破格救心汤加麝香 1 克，24 小时连服 3 剂，脱险之后，坚持运太阴，保少阴，相机托透伏邪，缓图康复。

### 多发肿瘤晚期案

孙某，男，56 岁，天津地毯厂职工。

2008 年 4 月 3 日初诊，糖尿病胰岛素依赖 9 年，双肺癌 3 年零 7 个月，乙肝癌变 18 个月，介入后，不思食，周身疲软，喘不能步，喉间痰声漉漉，入夜咳逆依息不得卧，无汗，全身紧束如绳索捆绑，脉沉紧弦，舌淡紫白腻。由天津来灵石，路途风寒外袭，太阳少阴同病。

先予变通小青龙汤 1 剂，药后周身润汗，喘减，夜可平卧。继服小剂桂附理中汤 10 日，幸得胃气来复，诸症均减。

遂令服变通小青龙汤，麻黄减为 5 克，炮附片由 45 克渐加至 200 克，每服 3～5 剂，或泻下恶臭便，或胸背发出红疹，伏邪渐次外透，守此一方，每旬服 7 剂，静养 3 日，经 11 诊，至 2009 年 7 月，服药 18 个月，服加味培元固本散 3 料。外观已无病容，天津—灵石往返 8 次，无须家人照料。

# 治病必求两本

　　《黄帝内经》讲道："正气存内邪，不可干；邪之所凑，其气必虚"。"夫上古圣人之教下也，皆谓之虚邪贼风，避之有时，恬淡虚无，真气从之，精神内守，病安从来"。正气即指人体的本气，也就是与生俱来的先天肾气与后天胃气或叫中气而构成的浑元一气，此为维持人体有生生命之两本。《内经·五脏别论》胃气作用的论述："帝曰：气口何以独为五脏主？岐伯曰：胃者水谷之海，六腑之大源也。五味入口，藏于胃，以养五脏气，气口亦太阴也。是以五脏六腑之气味，皆出于胃，变见于气口"。《素问·平人气象论》曰：平人之常气禀于胃，胃者平人之常气也，人无胃气曰逆，逆者死。

　　关于先天肾气作用论述：女子七岁，肾气盛，齿更发长。二七而天癸至，任脉通，太冲脉盛，月事以时下，故有子。三七，肾气平均，故真牙生而长极。四七，筋骨坚，发长极，身体盛壮。五七，阳明脉衰，面始焦，发始堕。六七，三阳脉衰于上，面皆焦，发始白。七七，任脉虚，太冲脉衰少，天癸竭，地道不通，故形坏而无子也。丈夫八岁，肾气实，发长齿更。二八，肾气盛，天癸至，精气溢泻，阴阳和，故能有子。三八，肾气平均，筋骨劲强，故真牙生而长极。四八，筋骨隆盛，肌肉满壮。五八，肾气衰，发堕齿槁。六八，阳气衰竭于上，面焦，发鬓颁白。七八，肝气衰，筋不能动。八八，天癸竭，精少，肾脏衰，形体皆极，则齿发去。肾者主水，受五脏六腑之精而藏之，故五脏盛乃能泻。今五脏皆衰，筋骨解堕，天癸尽也矣，故发鬓白，身体重，行步不正，而无子耳。

大道至简，一阴一阳之谓道，所以我们在辨证施治过程中，回归原点，立足于天人相应的生命宇宙整体观，熟练掌握五运六气的运行规律及主病，遵医圣六经辨证法则，着眼于人体本气的强弱变化、气机的升降浮沉，去繁就简，便可准确把握病机，做到施治恰当。

# 从两本论治儿病

**杨某某，男，七岁，太原人。**

2007 年 1 月 9 日由其父相携来诊，每年患"感冒"数十次，缠绵难愈四年之久，遍访省城诸家，医家皆以"炎症"、"上火"动辄输液、清热泻火，家长叹言某中医院儿科专家，欲以口服中草药六十日根治，待服至四十三剂时，患儿吐泻交作、苦痛难耐而终止。患儿神疲面萎，状若残枝败柳，声若蚊呐、纳差、二便不调，六脉细弱无神、舌淡润、唇淡白。稚阴稚阳之躯、久病、久治，二本皆伤。

救两本（轴轮并运）以鼓邪外出。

**处方**：麻黄 5 克，制附片 10 克，干姜 20 克，辽细辛 9 克（后 5 分），生白术 20 克，砂仁米 10 克，紫油桂 3 克（后 5 分），红参 10 克（另），云苓 15 克，生山萸肉 15 克，炙甘草 40 克。

3 剂。加水 1500ml，文火煮取 150ml，兑入参汁，日分三次热服。

2007 年 1 月 12 日二诊：面、唇、舌转荣，精神转佳、食纳增。

邪去正安，仍以培补元气为法。

**处方**：制附片 15 克，干姜 30 克，红参 10 克（另），生山萸肉 20 克，生白术 20 克，砂仁米 10 克，紫油桂 3 克（后 5 分），怀山药 20 克，百合 10 克，炙甘草 40 克。

6 剂，煎服法同前。

七日后再见小儿已判若两人，家长如意外获宝甚是惊喜。

**冯某某，女，8 岁，太原人。**

2007 年 11 月 29 日晚，由其母相伴来诊，两月前头疼、鼻塞、流清涕，由山医某院知名儿病中医专家诊为"过敏性鼻炎"，行中医、西医"中西医结合"诊疗，清肺火、消炎，频治乏效，陆续进展，终致鼻塞、喷嚏、咳嗽、咳痰，状若骏马响鼻，学校师生闻及甚为厌恶，时下连笔者也坐立不安，强定心神。按之脉沉、细、弱、滑，舌淡、苔薄白。

辩证当属外束之风寒因正虚而入里，困阻脾肺致寒饮内停，且阻塞清窍。当施以宣通温化。

**处方**：桂枝 15 克，白芍 30 克，麻黄 10 克，辽细辛 10 克（后 5 分），干姜 45 克，生半夏 15 克，五味子 20 克，苏子 10 克，云苓 20 克，炒莱菔子 30 克，薏米仁 30 克，白芥子 10 克，苍耳子 20 克，生姜 45 克（切），生白术 35 克，炙甘草 30 克，辛夷花 20 克，大枣 12 枚（掰）。

3 剂。2 煎混匀，1 日 1 剂，日分 2 次分服。

2007 年 12 月 1 日晚二诊，诸症大减，略显鼻塞，于上方再加生黄芪 20 克，鼓正气，以逐邪尽出，继服 3 剂而愈，后

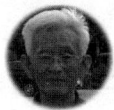

经访 3 年未再复发。

**郝某，男，8 岁，太原人。**

2008 年 11 月 21 日来诊：其母代诉于 10 天前感冒、咳嗽、发热就诊于某医院，诊为"咽炎"、"支气管肺炎"，行输液抗感染治疗。现热退而咳不减反加重。患儿平素挑食、纳差，大便不畅。刻下：面色暗淡无华，唇淡、舌暗无华，苔腻、略黄，脉弱无神，证属禀赋不足后天失养，土虚填实，相火不得归根。

治本。以理中合桂枝加厚朴、杏子汤加味。

**处方**：制附片 12 克，干姜 12 克，生白术 25 克，生山萸肉 36 克，乌梅 30 克，生晒参 15 克（捣入药），炒杏仁 30克，生半夏 20 克，桂枝 12 克，炒白芍 24 克，川厚朴 15 克，炙甘草 50 克，生姜 10 片。

5 剂，加水 1500ml，文火煮取 200ml，日分 3 次温服。

2008 年 11 月 29 日二诊：诸症消、食纳增，晨起痰多，脉实滑。正气来复，四维得圆，从原意出入以善后。

**处方**：制附片 24 克，干姜 24 克，生白术 30 克，生山萸肉 36 克，乌梅 30 克，生晒参 15 克（入煎），炒杏仁 20 克，生半夏 20 克，桂枝 12 克，炒白芍 24 克，川厚朴 10 克，大贝母 20 克，白蔻 6 克，炙甘草 50 克，生姜 10 片。

5 剂。加水 1500ml，文火煮取 200ml，日分 3 次温服。

**刘某，男，六岁。**

2008 年 12 月 2 日初诊：外感咳嗽近一周不愈，咳嗽、多痰，便结，面色淡，神差，舌质红，苔中根腻，脉浮、滑、数、重取有力。

辩证当属本虚，太阳伤寒不解入传阳明，表里俱盛。师医圣大柴胡汤意双解之，然幼儿体虚必兼顾两本。

**处方**：柴胡12克，黄芩15克，生半夏20克，生晒参15克（入煎），大黄10克（后三分），炒枳实10克，炒杏仁30克，炙甘草24克，制附片12克，干姜12克，佩兰12克，生姜10片。

3剂。加水1000ml，文火煮取150ml，日分2次温服。

2008年12月7日二诊：咳减而肠腑不通，即于原方加赤芍15克，丹皮9克，大黄5克，继服3剂而愈。

**吴某，男，3岁。**

半月前因发热、咳嗽就诊于某儿童医院，当时诊为"支气管肺炎"，行输液，口服等抗感染疗法。现患儿仍咳声频频，呼吸急促，面色惨淡，厌食，大便干结。舌淡红，苔黄腻，左脉沉弱，右脉实滑。

辨证为痰热内阻，中轴失运。治以通腑实，运中轴。

**处方**：制附片6克，干姜6克，生晒参15克（入煎），生山萸肉30克，丹皮10克，桂枝12克，炒白芍24克，川厚朴12克，元参30克，炒杏仁30克，川贝母10克，生半夏25克，炙甘草24克，蝉衣10克，生姜10片，大枣12枚（掰）。

3剂。加水1500ml，文火煮取120ml，日分3次温服。

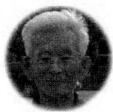

2008年11月18日二诊：服药后呕吐黄白相间泡沫痰，便通，纳增，咳减，呼吸平稳，面色转荣。加强扶正以祛实。

**处方**：制附片12克，干姜12克，生晒参15克（入煎），川厚朴12克，生山萸肉30克，桂枝12克，炒白芍24克，炒枳实10克，炒杏仁20克，大贝母20克，川贝10克，生半夏25克，蝉衣10克，炙甘草24克，云苓20克，生姜10片，大枣6枚（掰）。

3剂。加水1500ml，文火煮取150ml，日分3次温服。

2008年11月21日三诊：咳消，唯晨起痰多，精神转佳，食纳大增。正气已旺，实邪自退。

原方去炒枳实，加大贝母10克，怀山药20克以善后。

**高某，女，4岁，山西大同人。**

2008年12月13日初诊：约一岁时因感冒高热，惊厥，导致以后每月必发作一两次至今。发则惊厥抽搐，白睛上吊，口吐白沫。曾多方施治以清热邪火、抗炎、抗病毒、增强免疫等诸法，乏效。家长惊恐，患儿每次有"感冒"症状时，便急于"消炎、退热"，稍有不慎，即导致患儿并发高热惊厥，甚是苦痛。

2008年12月13日上午11时许（午时），患儿突然发作，父亲惊慌来邀余至家为患儿诊治。待至病家，患儿已缓解，见其面色㿠白，唇红干裂，触其双手冰冷，脉弦数，舌质红少津，苔黄、厚、腻，大便干结。

《内经》立论"君火以明，相火以位"。午时初刻，少阴君火明于空而少阳相火当令，患儿肺金受郁失降，便结而阳明腑实不通，相火归位受阻且逆犯心包，扰动神明心窍而致热惊，且耗伤津液而表现出舌红少津，口唇干裂，便结等。况且已久病久治难免伤及两本，土虚不能伏火难以溉养四旁，水寒水浅不能涵木，木气疏泄过盛而生风，导致手足厥阴风火相煽。

急症急治，当务之急应重标而兼顾两本，大柴胡汤合柴胡加龙骨牡蛎汤加减。

**处方**：柴胡 25 克，黄芩 15 克，生龙骨 20 克，生牡蛎 20 克，赤芍 24 克，生晒参 20 克，生山萸肉 30 克，川尖贝 40 克，浙贝母 40 克，炒杏仁 30 克，桂枝 25 克，黄丹 10 克（包），炙甘草 60 克，大黄 15 克（后 3 分），制附片 12 克，乌梅 30 克，生姜 10 片。

5 剂。加水 2000ml，文火煮取 150ml，日分 3 次温服。

2008 年 12 月 31 日二诊：患儿再度病发高热、咳嗽，但未惊厥、抽搐。左脉弦滑而数，右脉沉弱，舌质暗紫，苔白腻，食纳可，二便调，辨为土不伏火。

仍标本兼顾。

**处方**：制附片 24 克，干姜 12 克，生晒参 25 克，桂枝 24 克，乌梅 60 克，生龙骨 25 克，生牡蛎 25 克，赤芍 24 克，生山萸肉 60 克，生半夏 30 克，炙甘草 70 克，蝉衣 10 克，沉香 6 克，生姜 45 克（切），"清全蝎 6 克，大蜈蚣 3 条"（研冲）。

5 剂。加水 1500ml，文火煮取 150ml，日分 3 次温服。

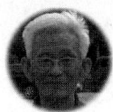

2009年1月11日三诊：其母代诉患儿服尽第4剂后热退、咳消，但患儿一日喷嚏、流涕，误认为病情加重。经人介绍寻他医施以清热解毒方药3剂，导致腹痛、咳嗽，辰时发热来诊。

当救误治本，以图根治。

**处方**：制附片15克，生白术25克，干姜15克，生晒参25克，生龙骨20克，生牡蛎20克，活磁石20克，乌梅60克，桂枝12克，生山萸肉60克，生半夏30克，吴茱萸10克，白芥子10克，赤芍24克，炙甘草60克，生姜45克（切），大枣6枚（掰），"清全蝎6克，大蜈蚣3条"（研冲）。

20剂。加水1500ml，文火煮取150ml，日分3次温服。后经访诸症均愈。

**杨某，女，3岁，太原人。**

2008年12月27日初诊：一年来频发"肺炎"，由其母相携来诊。每月必发一次，偶有两次，频于儿童医院输液等治疗，无奈之下来行中医治疗。见患儿咳声频频，喘息气促，面色淡而无神，唇淡，苔白润，脉滑、软、数。大便干，食纳差。

脾为生痰之源，肺为贮痰之器，辨为土虚痰湿内阻。施以理中土，开肺金。

**处方**：制附片12克，生白术25克，干姜12克，红参15克，桂枝12克，炒白芍24克，辽细辛10克（后5分），生半夏20克，五味子10克，炙紫菀10克，炙冬花10克，川尖贝10克，川厚朴15克，炙甘草48克，生姜10片（切），大枣12枚（掰）。

3剂。加水1500ml，文火煮取150ml，日分3次温服。

2008年12月30日二诊：咳，喘减，大便通。晨起咳重，痰多，舌苔黄腻，其余从前。

阴症转阳，于原方加浙贝母30克，炒杏仁30克。3剂。煎服法同前，以观效。

2009年1月2日三诊：喘消，咳再减，精神转佳，食纳始增，仍晨起咳嗽，多痰。

中气已旺，仍从原意。

处方：制附片15克，生白术25克，干姜15克，高丽参10克，桂枝12克，炒白芍24克，辽细辛10克（后5分），云苓25克，生半夏20克，五味子15克，炙紫菀15克，炙冬花15克，川尖贝10克，浙贝母30克，炒杏仁20克，炙甘草50克，生姜10片（切），大枣6枚（掰）。

3剂。加水1500ml，文火煮取150ml，日分3次温服。

2009年1月7日四诊：诸症已愈八九，患儿已现生动活泼之机。于原方去辽细辛、炒杏仁，加怀山药30克，以助金气敛降相火，求生化之机，继服3剂。

2009年1月5日五诊：诸症均愈。幼苗经风霜之残，逢生发之春，当培土施肥灌溉，以运化一身。

处方：制附片15克，生白术30克，干姜15克，高丽参10克，生山萸肉30克，云苓25克，乌梅30克，补骨脂20克，仙灵脾20克，菟丝子20克，枸杞子20克，怀山药30

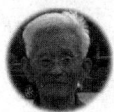

克，川尖贝 10 克，砂仁米 15 克，炙甘草 50 克，生姜 10 片（切），大枣 6 枚（掰）。

5 剂，加水 1500ml，文火煮取 150ml，日分 3 次温服。

**李某，女，6 岁 7 月龄。**

2008 年 11 月 7 日一诊：近两年来颜面周身于每年 7、8 月份后突发风团，瘙痒难耐，西医用脱敏疗法显效，但是停药则复发。询问家长得知患儿早产，平素纳差，瘦弱如柴，左脉弦实，右脉沉弱无神。

虑其为先天禀赋不足，木气疏泄过盛而太阴一经又失调，木气动则生风，木气升而秋金不降，郁于肺表。治当从本入手，兼顾其标。

**处方**：制附片 6 克，生白术 12 克，干姜 6 克，炙甘草 24 克，乌梅 30 克，生山萸肉 20 克，丹皮 9 克，白僵蚕 6 克，蝉衣 10 克，当归 12 克，防风 6 克，薄荷 6 克。

5 剂。加水 1000ml，文火煮取 100ml，日分 2 次温服。

2008 年 11 月 13 日二诊：症减，左脉和缓，右脉显实。

遂于原方去丹皮、薄荷、当归；加赤芍 24 克，白蒺藜 30 克，制首乌 30 克，黄芩 12 克，生山萸肉 10 克，生白术 13 克。

5 剂。加水 1500ml，文火煮取 150ml，日分 3 次温服。

2008 年 11 月 20 日三诊：风团已消八九，脉浮数。

伏邪外透，太阴经气已旺，运脾土降肺金，舒和风木以图根治。

**处方**：制附片 12 克，生白术 25 克，干姜 12 克，生晒参 15 克（入煎），乌梅 30 克，生山萸肉 36 克，僵蚕 6 克，赤芍 24 克，白蒺藜 30 克，制首乌 30 克，黄芪 20 克，防风 10 克，怀山药 30 克，炙甘草 24 克。

5 剂。煎服法同前。

**某男，7 岁许。**

2008 年 9 月份初诊，因于当时疏方未留底案，只记得该患儿因颜面、周身湿疹求治两月余不效，约处方如下：

**处方**：制附片 12 克，生白术 25 克，干姜 12 克，生晒参 15 克（入煎），云苓 20 克，薏米 30 克，苍术 12 克，生山萸肉 30 克，炙甘草 45 克，生半夏 45 克，生姜 10 片。

给予 10 剂，每日 1 剂，其母 10 月份后携患儿复诊时述说服药后患儿疹流黄水，7 日后疹明显减少。现湿疹业已略显一二。虽于原方略作调整继服 10 剂以求根除。

受此启发，于 2008 年 10 月 27 日曾治一 86 岁老妇，40 年前因从事防空洞清洁工作，落下颜面、肢体、周身湿疹至今，因其已痴呆，只辨得面肿、无神、纳差、大便不调，湿疹由颜面漫及双耳一周，双手更为惨不忍睹，脉实、大、滑。

辨为高年阳衰，火不生土，土虚而不能伏火治水，致阴水泛溢。念其难以配合服药，给予口感好、药味轻一方：

**处方**：制附片 12 克，生白术 35 克，干姜 12 克，生晒参 15 克（入煎），炙甘草 60 克，生山萸肉 60 克，白蒺藜 30 克，制首乌 30 克。

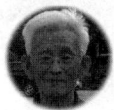

10剂。加水2000ml，文火煮取200ml，日分2次温服。

出乎意料，怠服尽3剂时，湿疹竟大减，唯出户见风复发，服尽10剂后已判若两人，疹愈、肿消、面色荣、精神佳。其家人与其闲谈尚能不知所云的应付几句。《内经》有云：火在上，则生湿；火在下，则生气。纵观以上病例不管是先天禀赋不足，还是后天失养，或者伤于六淫，无不是本气受损，火滞于土上，或生痰，或生湿。惟火藏于土下之水中方能生气。临证调土伏火，无异于耕种翻晒土壤。

**刘某，男，18岁。**

2009年3月22日初诊："过敏性鼻炎"、"湿疹"数年不详，久治不愈且越发加重。现已鼻塞香臭不闻，痒疮散见于颜面一身，面暗神滞，思维困钝。言语低微，食纳差，舌淡，苔白腻，舌体胖大，六脉濡弱无神。

辨为两本皆伤，寒湿之邪阻塞肺窍皮毛，玄府不开，而致清阳不升、浊阴不降。治宜标本兼顾。

**处方**：麻黄10克，制附片30克，干姜30克，红参25克（人煎），白芷20克（后5分），辛荑花20克，苍耳子20克，枸杞子30克，菟丝子30克（酒浸一刻），仙灵脾30克，盐骨脂30克，苍术15克，九节菖蒲10克，佩兰15克，云苓45克，泽泻30克，炙甘草60克，生半夏30克，生姜45克（切），防风20克，制首乌30克，白蒺藜30克。

10剂。加水2500ml，文火煮取350ml，日分3次温服。

2009年4月7日二诊：鼻塞已除，疹消痒减，食纳增，面色转荣，脉和缓而滑。原方改附片为 45 克，去苍术，加生白术 45 克以重在理中，继服 10 剂以图根治。

**贾某，女，10 岁。**

2009 年 3 月 15 日初诊：于昨日突发右侧"面瘫"，面如灰雾笼罩而肿，体胖，月事于 3 个月前已至，初至不调，曾于某中医院调治数次暂调，复发于近日游泳。且父母双职工，疏于关爱，平日饮食失节。舌淡无华，苔腻，左脉沉弱，右脉濡滑略显实。

辨为两本皆伤，风寒湿邪阻于肌肤经络。治当扶正气以托邪外出。

**处方**：麻黄 10 克，辽细辛 45 克（后 5 分），制附片 30 克，生白术 45 克，乌梅 30 克，桂枝 25 克，赤芍 45 克，生山萸肉 30 克，防风 20 克，"全虫 6 克，大蜈蚣 3 条"（冲），制川乌 30 克，黑小豆 45 克，生北芪 45 克，高丽参 25 克（另），炙甘草 60 克，蜂蜜 150 克，生姜 45 克（切）。

5 剂。加水 2000ml，文火煮取 200ml，去渣入蜂蜜、参汁，煮取 300ml，日分 3 次温服。

2009 年 3 月 18 日二诊："面瘫"大减，肿消，苔润，舌质转荣，左脉弦，右脉滑。从原意。

**处方**：麻黄 10 克，辽细辛 45 克（后 5 分），制附片 30 克，生北芪 45 克，桂枝 25 克，生山萸肉 30 克，"全虫 6 克，大蜈蚣 3 条"（冲），赤芍 45 克，防风 20 克，黑小豆 30 克，制川乌 30 克，炙甘草 60 克，高丽参 30 克（冲），生半夏 45 克，生姜 45

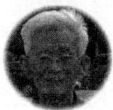

克（切），炒芥子10克（研），蜂蜜150克。

5剂。煎服法同前。

2009年3月24日三诊：上方服至第3剂，患儿自感面瘫之所疼痛，家长虽携其寻医诊治，给予"消炎、抗病毒、清热解毒"疗法，致面瘫加重，面肿复发，且患儿腹痛。给予救误。

**处方**：麻黄10克，辽细辛45克，制附片30克，生北芪45克，云苓45克，生白术45克，生山萸肉30克，"全虫6克，大蜈蚣3条"（冲），防风20克，泽泻30克，黑小豆30克，制川乌30克，高丽参30克，炙甘草60克，生半夏45克，油桂6克（后5分），蜂蜜150ml，生姜45克（切）。

5剂。煎服法同前。

2009年3月29日四诊：腹痛消，余同前。

方中附子逐日叠加5克，暂以45克为度。继服5剂，煎服法同前。

2009年4月2日五诊：面瘫再减，肿消。

方中附子逐日叠加5克，以60克为度。5剂，煎服法同前。

2009年4月8日六诊：几近全愈，患处惟傍晚放学后略显。

原方去麻黄、辽细辛，加干姜30克、怀山药45克，继服5剂。

2009年4月16日七诊：已愈，维系两本以防复发。

**处方**：制附片60克，生白术45克，干姜30克，生北芪60克，生山萸肉45克，高丽参30克（冲），云苓45克，泽泻30克，怀山药45克，白蔻10克，炙甘草60克，沉香6克，砂仁米10克，紫油桂6克（后5分），怀牛膝30克，生姜45克（切），大枣 12 枚（掰）。

15 剂。煎服法同前。

# 高血压、糖尿病调两本

**张某，男 41 岁，太原人。**

2007 年 4 月 20 日初诊：原发性高血压，浊阴窃踞阳位，清阳不升浊阴不降，气机升降失职。

**处方**：制附片 100 克，大熟地 100 克，怀山药 60 克，茯苓 45 克，丹皮 15 克，泽泻 30 克，怀牛膝 30 克，生山萸肉 45 克，紫油桂 15 克（后 5 分），生龙牡各 30 克，活磁石 30 克。

30 剂。加水 3000ml，文火煮取 600ml，日分 3 次温服。

服尽上方药 1 月后，患者由胖变瘦，健比从前。后随访 1 年余，血压正常，身体健康。停服西药，喝酒、吸烟均不至血压波动。

**闫某，女，67 岁，太原人。**

2007 年 10 月 31 日初诊：高血压 10 余年，偶有心悸，喘息，发则汗出如洗，眩晕，心动神摇，面色惨白，不寐，面色暗淡，唇淡紫，舌质红艳、少苔，寸、关脉浮、躁、急，尺脉微弱可辨。

高年阳衰，元阳不固，痰、湿、瘀、浊盘踞一身阳位，且邪实正虚。扶阳防脱，兼顾荡涤浊阴。

**处方**：制附片 100 克，干姜 90 克，生山萸肉 90 克，生白术 90 克，柴胡 3 克，大熟地 90 克，油桂粉 1.5 克（米丸先吞），红参 15 克（另），炒枳壳 9 克，生半夏 30 克，生姜 45 克，泽泻 30 克，怀山药 40 克，生龙牡各 30 克，活磁石 30 克，川牛膝 30 克，五味子 30 克，炙甘草 120 克，胡桃 6 枚（打）。

5 剂。加水 3000ml，文火煮取 450ml，入参汁，日分 3 次温服。

2007 年 11 月 12 日二诊：患者自诉服药后腹中雷鸣，畅泄黑稀便，全方服尽自感诸症已除，因前日复感风寒不得已复诊。

元阳已固，本气已旺，伏邪自退。从原意出入，以图根治。

**处方**：制附片 100 克，干姜 90 克，生山萸肉 90 克，生白术 55 克，乌梅 60 克，大熟地 60 克，油桂粉 1.5 克（米丸先吞），红参 15 克（另），磁石 30 克，生半夏 30 克，鲜生姜 45 克（切），生龙牡各 30 克，泽泻 30 克，川牛膝 30 克，麻黄 10 克，辽细辛 45 克（后 5 分），五味子 30 克，炙甘草 90 克。

5 剂。加水 3000ml，文火煮取 450ml，入参汁，日分 3 次温服。

**闫某，女，52 岁，太原人。**

2007 年 11 月 12 日初诊：糖尿病 5 年，高血压 7 年余，

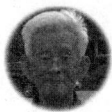

六脉沉弱无神，舌暗淡无华，齿痕，苔白。

太阴之伤累及少阴，终至太少两伤。治本。

**处方**：生北芪 120 克，制附片 100 克，干姜 90 克，生白术 95 克，大熟地 90 克，乌梅 40 克，砂仁米 30 克（姜汁炒），红参 25 克（另），炙甘草 60 克，紫油桂 15 克（后 5 分）。

30 剂。加水 2500ml，文火煮取 350ml，日分 3 次温服。

2008 年 4 月 20 日二诊："血糖、血压"值已正常。脉滑，舌暗。

**处方**：制附片 100 克，白术 95 克，大熟地 90 克，砂仁米 30 克（姜汁炒），干姜 60 克，红参 30 克，乌梅 30 克，云苓 45 克，猪苓 30 克，川牛膝 30 克，生半夏 30 克，车前子 10 克（包），炙甘草 60 克，生姜 45 克（切），紫油桂 6 克（后 5 分）。

10 剂。加水 2500ml，文火煮取 400ml，日分 3 次温服。

**杜某，男，50 岁，山西忻州人。**

2008 年 4 月 22 日初诊：糖尿病 3 年。

**处方**：生白术 45 克，干姜 45 克，高丽参 30 克，制附片 45 克，大熟地 45 克，盐巴戟肉 30 克，肉苁蓉 30 克，炙甘草 60 克，生山萸肉 90 克，菟丝子 30 克（酒浸 15 分钟），紫油桂 10 克（后 7 分）。

方中附子逐日叠加 10 克，以 200 克为度，每旬 7 剂，42 剂。出现瞑眩效应后，停药 3 天，制附子减去 30 克。

2008 年 6 月 29 日二诊：诉其服至第 25 剂时，血糖曾一度增高，继服 1 周后，血糖回复正常，双下肢多年的困痛不适也随之消失。至服尽全部 42 剂，自觉全身轻快，血糖一直维持于正常，身体健比从前。

**周某，女，68 岁，太原人。**

2008 年 3 月 7 日初诊：高血压（150mmHg～65mmHg）10 年，余不详。2006 年 8 月再次中风，当时某医院诊为脑梗塞、冠心病，带药出院后仍口眼歪斜，流涎，饮水遗漏至今。今春正月初五因"感冒"致心动神摇，惶惶不可终日，汗出如洗，但欲寐而难寐。伸舌歪，舌质红艳，苔中根腻，脉浮、躁、急，右脉显滑，左脉细，按之散，双尺弱。

久病，高年阳微，邪实正虚，元阳不固。治宜固根气，祛实邪。

**处方**：制附片 100 克，生白术 45 克，干姜 90 克，生山萸肉 120 克，乌梅 60 克，五味子 40 克，砂仁米 30 克（姜汁炒），大熟地 60 克，茯苓 45 克，泽泻 30 克，生龙牡各 30 克，活磁石 30 克，杭白芍 45 克，怀山药 60 克，高丽参 15 克（冲），紫油桂 3 克（米丸吞），炙甘草 100 克，生姜 45 克（切），大枣 25 枚（掰）。

5 剂。加水 3500ml，文火煮取 450ml，日分 3 次温服。

2008 年 3 月 11 日二诊：诸症大减，血压 120mmHg～65mmHg。自述服至第 3 剂后每日畅泻黑稀便两三次，矢气，小便多。脉和缓滑利。

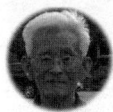

正气已复，邪有出路，从原意出入。

**处方**：制附片 120 克，生白术 45 克，干姜 90 克，生山萸肉 90 克，五味子 40 克，砂仁米 30 克（姜汁炒），生龙牡各 30 克，活磁石 30 克，杭白芍 45 克，高丽参 15 克（冲），怀山药 60 克，炙甘草 100 克，紫油桂 3 克（米丸先吞），生姜 45 克（切），大枣 12 枚（掰）。

6 剂。煎服法同前。

2008 年 3 月 25 日三诊：诸症已除，晨起多痰。正气已旺，力除瘀浊，拔病巢。

上方制附片改为 100 克，加桂枝 25 克，生半夏 30 克，紫丹参 60 克。

10 剂。煎服法同前。

后经访 2 年余，未再复发，健比从前。

**崔某，男，52 岁，山西某机关干部。**

2008 年 9 月 6 日初诊："高血压" 15 年，于 2002 年突发 "脑梗塞"，今年春夏复发两次，于省医院住院治疗。现血压高，面红神滞，右瘫，行动受限。唇紫，舌质淡，苔黄，厚腻，脉实滑，食纳可，二便调。证属痰、湿、淤浊窃踞阳位，致清阳不升浊阴不降，二者互为因果。

治以扶正祛实，以标本兼顾。

**处方**：制附片 45 克，干姜 30 克，生白术 95 克，沉香 10 克，砂仁米 10 克，川牛膝 40 克，云苓 40 克，泽泻 40 克，生半夏 45 克，当归 45 克，紫油桂 3 克（米丸先吞），生晒参 15 克（入煎），炙甘草 100 克，桃红各 15 克，熟地 90 克，川芎 60 克，杭白芍 45 克，生山萸肉 90 克，山药 60 克，生姜 45 克（切），"清全虫 6 克，大蜈蚣 3 条"（研冲）。

7 剂。加水 3000ml，文火煮取 450ml，日分 3 次温服。

2008 年 9 月 17 日二诊：服药后多吐粘痰，腹中肠鸣，畅泻黑稀便数次，走路几近正常，精神转佳。

方已中机，原方中附子逐日叠加 10 克，继服 7 剂，以荡尽实邪，畅通气机，恢复一身功能。后经访未发。

**赵某，男，山西榆社人。**

2009 年 3 月 14 日初诊："高血压，高血脂"，于 2004 年突发"心肌梗死"。于当日上午由家人相携来诊，眩晕欲扑，喘息而气不接续，但欲寐而不寐，午后腹胀如鼓，双下肢近踝处浮肿，血压 210mmHg～80mmHg，左脉沉弦细弱难辨，右脉浮滑而大。舌体胖大，苔黄而腻。

久病高年阳微，清阳不升，浊阴不降盘踞一身阳位。遵《内经》"其慓悍者，按而收之"。

急症急治，给予升清阳降浊阴，防脱变。

**处方**：制附片 100 克，干姜 60 克，炙甘草 120 克，红参 30 克（入煎），生山萸肉 120 克，乌梅 90 克，生半夏 75 克，茯苓 45 克，泽泻 40 克，川牛膝 40 克，生龙骨 30 克，生牡蛎 30 克，沉香 10 克，砂仁米 10 克，生姜 75 克（切）。

5 剂。加水 3000ml，文火煮取 450ml，日分 3 次温服。

次日遇其家属得知：首剂药服尽 2 次后，患者畅泻黑稀便水数次，自感一身清爽，今晨已自行前往庭院散步。

# 慢支、哮喘、风湿、类风湿性关节炎
# 过敏等疾病补两本

**高某，男，60岁，太原人。**

2008年2月24日初诊：自幼喘，于去年突然加重。动则喘息，气不接续，食则饱胀，咳吐白痰，大便调，夜尿二三次，面如灰雾，口唇青紫，舌暗淡，苔蘼白，脉弦、紧、数。

寒伏太阴，久病累及少阴（即李可恩师所谓：小青龙汤证虚化）。

扶正祛邪为主。

**处方**：麻黄10克，桂枝25克，炒白芍45克，干姜60克，辽细辛45克（后5分），生半夏45克，五味子30克，炙紫菀15克，炙冬花15克，白术45克，地龙10克，制附片60克，生龙牡各30克，活磁石30克，茯苓40克，壳白果20克（打），红参25克（另），生山萸肉60克，炙甘草60克，大枣12枚（掰），生姜55克（切）。

5剂，加水3000ml，文火煮取400ml，入参汁，日分3次温服。

2008年2月29日二诊：药后汗出，腹中雷鸣，畅泻黑稀便，一身轻快。

邪有出路，正气已复，仍从原意出入，复于上方变通 15 剂余，固疾尽除。

**处方**：麻黄 5 克，炒白芍 45 克，干姜 90 克，辽细辛 25 克（后 5 分），生半夏 45 克，五味子 35 克，炙紫菀 15 克，炙冬花 15 克，生白术 55 克，地龙 10 克，制附片 60 克，生龙牡各 30 克，活磁石 30 克，生山萸肉 90 克，云苓 45 克，高丽参 15 克（冲），壳白果 20 克，炙甘草 100 克，生姜 100 克（切），大枣 12 枚（掰）。

方中制附片逐日叠加 10 克，以 100 克为度。

五剂。加水 3000ml，文火煮取 450ml，入参汁，日分 3 次温服。

**韩某，女，66 岁。**

2008 年 3 月 2 日初诊：遇冷喘、心悸 30 余年，发则昏厥胸闷欲死，自诉遍访国内不效。

面胖肿如满月，色如灰雾笼罩，卷曲而坐，喘息而气不接续，与之攀谈，甚是困难。大便干结，小便涩痛，舌体大，舌质红艳，无苔，右脉浮、滑、躁、急，左脉微弱可辨。

久病耗伤，痰、湿、浊、瘀、盘踞胸中阳位，致元气外泄，救元阳除阴邪。

**处方一**：熟地 90 克，盐巴戟肉 40 克，天冬 30 克，麦冬 30 克，云苓 20 克，五味子 20 克，紫油桂 3 克（米丸先吞）。

3 剂。加水 1500ml，文火煮取 200ml，日分 2 次温服。

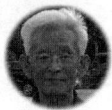

**处方二**：制附片 60 克，干姜 50 克，生龙牡各 30 克，活磁石 30 克，生山萸肉 90 克，红参 25 克（另），白芍 45 克，生半夏 45 克，五味子 30 克，壳白果 20 克（打），怀山药 40 克，白术 55 克，云苓 40 克，泽泻 40 克，乌梅 30 克，盐黄柏 40 克，炙甘草 60 克，油桂 3 克（米丸先吞），生姜 45 克（切）。

7 剂。加水 3000ml，文火煮取 400ml，兑入参汁，日分 3 次热服。

2008 年 3 月 15 日二诊：诸症减。

原方二加桂枝 45 克，葛根 60 克，制附片 30 克以重温太阳。煎服法同前。

2008 年 4 月 4 日三诊：仍动则喘，面色转荣，二便调。

以固护根气为主旨。

**处方**：制附片 100 克，干姜 90 克，生龙牡各 30 克，活磁石 30 克，生山萸肉 90 克，红参 25 克（另），炒白芍 45 克，生半夏 45 克，五味子 35 克，怀山药 60 克，生白术 55 克，龟板 30 克（打），砂仁米 30 克（姜汁炒），桂枝 45 克，葛根 90 克，炙甘草 90 克，油桂 1.5 克（米丸先吞），生姜 45 克（切），大枣 12 枚（掰）。

10 剂。加水 3000ml，文火煮取 400ml，兑入参汁，日分 3 次温服。

2008 年 6 月 1 日四诊：诸症大减，十去八九，精神爽，一身轻。面肿已消，舌质红，少津，苔黄，脉滑数，食纳增，二便调。

元气已旺，固摄生化不足。

**处方一**：制附片60克，干姜45克，生龙牡各30克，活磁石30克，黄精30克，山萸肉90克，红参25克（另），生半夏45克，五味子35克，怀山药60克，生白术55克，龟板30克（打），砂仁米10克，沉香10克，泽泻20克，紫油桂1.5克（米丸先吞），葛根60克，乌梅30克，炙甘草60克，生姜45克（切），大枣12（掰）。

10剂。加水3000ml，文火煮取400ml，兑入参汁，日分3次温服。

**处方二**：加味固本散

黄毛鹿茸200克，大三七200克，血琥珀100克，血河车100克，高丽参200克，大蛤蚧15对，冬虫夏草50克，盘沉香50克，紫油桂50克。

1剂。制粉，每次3克，每日3次，黄酒调服。

**张某，女，68岁，太原西温庄人。**

2008年2月23日初诊：类风湿关节炎3年之久，曾治不效，陆续进展。心悸、汗出。指节如杵，疼痛难耐，不可站立，舌淡，苔白，脉弦、滑、数。

年高正虚，元气不固，风、寒、湿杂至合而为痹。

治以扶正祛邪。

**处方**：麻黄5克，辽细辛25克（后5分），制附片60克，生白术55克，干姜60克，生龙牡各30克，活磁石30克，制川乌30克，乌梅30克，生山萸肉60克，五味子30

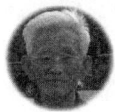

克，当归 30 克，生北芪 250 克，通草 6 克，红参 25 克（捣，入煎），生半夏 30 克，炒白芍 45 克，炙甘草 60 克，生姜 50 克（切），大枣 12 枚（掰），核桃 6 枚（打），骨碎补 20 克，黑小豆 45 克，蜂蜜 150 克。

10 剂。加水 3500ml，文火煮取 450ml，日分 3 次热服。药渣煎汤趁热泡手脚，每晚睡前 1 次。

2008 年 3 月 7 日二诊：心悸已除，余大减，已能下地劳作。仍从原意。

上方去生龙牡，磁石。加云苓 45 克，紫油桂 10 克（后 5 分），辽细辛 45 克（后 5 分）。

方中附子逐日叠加 10 克，暂以 100 克为度，出现瞑眩反应勿惧！

10 剂。加水 3500ml，文火煮取 450ml，日分 3 次热服。药渣煎汤每晚继续泡手脚。

2008 年 3 月 5 日三诊：痛消。

**处方**：麻黄 5 克，辽细辛 45 克（后 5 分），制附片 100 克，生白术 55 克，干姜 90 克（切），制川乌 30 克，生山萸肉 60 克，乌梅 30 克，当归 50 克，杭白芍 60 克，通草 6 克，吴茱萸 15 克，红参 25 克（另），生半夏 30 克，桂枝 45 克，骨碎补 20 克，紫油桂 10 克（后 5 分），炙甘草 90 克，生姜 50 克（切），大枣 12 枚（掰），蜂蜜 150 克，黑小豆 45 克，生北芪 250 克，核桃 6 枚（打）。

10 剂。煎服法同前。

**卫生局某科长表弟，25 岁，太原人。**

2007 年 12 月 8 日初诊：因长年于野外打井露宿，患腰痛、右下肢痛 4 年余，辗转于京晋求医乏效，于去年诱发左下肢痛，屡治不效。畏寒，遇冷、劳作则加重，双脉弦细，右脉显滑。

初病在表，失治久延入于筋肉，且正虚邪恋。

当治以温通托透。

**处方**：麻黄 15 克，辽细辛 55 克（后 5 分），制附片 120 克，制川乌 30 克，黑小豆 45 克，羌活 9 克，独活 9 克，鸡血藤 40 克，葛根 60 克，红参 35 克（另），乳香 6 克，没药 6 克，炒白芥子 10 克（研），干姜 120 克，桂枝 45 克，白芍 60 克，炙甘草 120 克，生姜 45 克（切），紫油桂 10 克（后 5 分），大枣 25 枚（掰）。

10 剂。加水 3000ml，文火煮取 450ml，兑入参汁，日分 3 次热服，汗出后谨避风寒。后经电话询问科长得知服至 7、8 剂而愈。

**苗某，男，63 岁，山西临县人。**

2008 年元月 8 日初诊：电话询知腿疼，左小腿前侧肌肉青紫、腐烂，近 30 年。输液、服药久治不效，越发加重。

久病耗伤，阴寒湿毒内阻肌肉血分。

治以扶正气，以托毒外出。

**处方**：麻黄 10 克，辽细辛 45 克（后 5 分），制附片 60 克，干姜 100 克，生白术 95 克，红参 25 克（另），怀牛膝

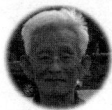

40 克，鸡血藤 40 克，大熟地 60 克，制川乌 30 克，黑小豆
45 克，紫油桂 6 克（后 5 分），炙甘草 120 克，生姜 45 克
（切），大枣 15 枚（掰），葱白 1 尺，蜂蜜 150 克，乳香 6
克，没药 6 克，生山萸肉 60 克，桂枝 45 克，生北芪 300 克，
当归 50 克，丹参 60 克。

20 剂。加水 3500ml，文火煮取 450ml，兑入参汁，日分
3 次温服。方中制附子逐日叠加 10 克，以 200 克为度。

2008 年 3 月 17 日来诊：自述服至 15 剂时身体呈交叉状
辗转麻木，旋即痛消，身轻，现青紫腐烂处生红色新肌收口，
病家甚是欣慰。

脉微弱，苔白腻。当鼓正气以扫毒尽出。

**处方**：制附片 120 克，生白术 95 克，干姜 90 克，红参
35 克（另），川牛膝 30 克，鸡血藤 40 克，菟丝子 30 克（酒
浸 15 分钟），盐骨脂 30 克，枸杞子 30 克，仙灵脾 30 克，制
川乌 30 克，黑小豆 45 克，紫油桂 6 克（后 5 分），桂枝 20
克，明乳没各 6 克，生北芪 300 克，当归 50 克，防风 20 克，
生山萸肉 60 克，炙甘草 120 克，生姜 45 克（切），大枣 12
枚（掰），蜂蜜 150 克。

20 剂。加水 3500ml，文火煮取 450ml，兑入参汁，日分
3 次温服。

**张某，女，58 岁，太原人。**

2008 年 4 月 22 日初诊：类风湿性关节炎 17 年，手指屈
而不伸，遇天候变化则痛不可忍。右三部脉按之散，中下

阳微。

先扶其正。

**处方**：生白术 90 克，干姜 90 克，高丽参 30 克，制附片 90 克，生北芪 250 克，紫油桂 10 克，当归 30 克，菟丝子 30 克（酒浸 15 分钟），盐骨脂 30 克，枸杞子 30 克，淫羊藿 30 克，炙甘草 120 克，生姜 45 克（切），大枣 12 枚（掰），核桃 6 枚（打）。

加水 2000ml，文火煮取 300ml，兑入参汁，日分 3 次温服。

每旬 7 剂。21 剂。

上方服完本气自旺，伏邪外透，诸症似乎加重，改托透法逐邪外出。

**处方**：生芪 500 克，制附片 90 克，当归 30 克，制川乌 30 克，黑小豆 30 克，麻黄 10 克（不汗，逐日加 5 克，至全身汗畅为度，最后保持 5 克），防风 30 克，干姜 45 克，辽细辛 45 克（后 5 分），高丽参 30 克（另），炙甘草 60 克，"全蝎 6 克，蜈蚣 3 条"（冲），蝉衣 30 克，蜂蜜 150 克，生姜 120 克（切），大枣 12 枚（掰），葱白 4 寸。

10 剂。加水 3000ml，文火煮取 300ml，兑入参汁，日分 3 次服

**姜某，女，59 岁，山西长治人。**

2008 年 5 月 26 日初诊：风湿病，一身痛、喘近 40 年，久治乏效，陆续加重。现复加咳嗽遗尿，动则喘息气不接续，

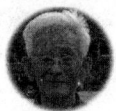

心悸汗出，但欲寐而不寐（服安定片维持），食则饱胀，口苦，大便干结，二、三日一行，面色灰雾笼罩，状如满月，腰背浑圆微曲，唇青紫，舌淡紫、齿痕，苔白腻，六脉濡弱无神，按之散。

概初病在表，失治、误治，久延入里，终至邪盛正衰，元气失于统摄而不能温化一身（即李师之小青龙汤虚化证）。

扶正兼顾祛实。

**处方**：麻黄 5 克，桂枝 45 克，炒白芍 45 克，辽细辛 45 克（后 5 分），干姜 90 克，生半夏 45 克，五味子 40 克，制附片 100 克，炙紫菀 15 克，炙冬花 15 克，砂仁米 30 克（姜汁炒），生龙牡各 30 克，活磁石 30 克，红参 25 克（另），生山萸肉 60 克，云苓 45 克，地龙 10 克，生姜 100 克（切），炙甘草 100 克，大枣 25 枚（掰）。

5 剂。加水 3000ml，文火煮取 400ml，入参汁，日分 3 次温服。

2008 年 6 月 2 日二诊：药后津津汗出，仍喘，余症大减。

仍从原意出入。

**处方**：桂枝 45 克，炒白芍 45 克，辽细辛 45 克（后 5 分），干姜 90 克，生半夏 45 克，五味子 40 克，制附片 120 克，炙紫菀 15 克，炙冬花 15 克，生山萸肉 120 克，砂仁米 30 克（姜汁炒），生龙牡各 30 克，磁石 30 克，红参 25 克（另），云苓 45 克，地龙 10 克，炙甘草 120 克，生姜 100 克（切），大枣 25 枚（掰）。

5 剂。煎服法同前。

2008年6月8日三诊：辰时咳嗽多痰，汗出，脉缓。正气来复，固摄不足，予固护根气为主。

**处方**：制附片100克，生白术45克，干姜90克，生龙牡各30克，云苓45克，活磁石30克，生半夏45克，生北芪200克，生山萸肉90克，龟板15克（捣），怀山药60克，泽泻20克，紫油桂1.5克（后5分），沉香6克，炙甘草60克，怀牛膝30克，红参30克（另），生姜50克（切），大枣12枚（掰）。

5剂。加水3000ml，文火煮取400ml，兑入参汁，日分3次温服。

2008年6月13日四诊：已能自行出入，精神佳。

伏邪尽退，继扶其正以图善后根治。

原方加制附片20克，枸杞子30克，生北芪100克，盐骨脂30克，菟丝子30克（酒浸15分钟），干姜30克，仙灵脾30克，五味子30克。去泽泻，牛膝。

方中附子逐日叠加10克以200克为度。

2008年6月18日五诊：诸症已愈。

**郭某，女，46岁，太原人。**

2008年11月4日初诊：于今春因子宫肌瘤行子宫切除术，术后继发一身痛至今。且一身乏困，面色黧黑，神差，舌紫暗，脉弦紧。

辨证属寒伏三阴，正虚邪恋。

扶正气以托邪外出。

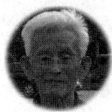

**处方**：麻黄 10 克，制附片 45 克，干姜 30 克，生晒参 20 克（入煎），葛根 60 克，川牛膝 30 克，怀牛膝 30 克，防风 30 克，制川乌 30 克，黑小豆 45 克，当归 45 克，生北芪 60 克，白术 30 克，炙甘草 45 克，川断 30 克，金毛狗脊 20 克。

10 剂。加水 2000ml，文火煮取 400ml，日分 3 次温服。

2008 年 11 月 14 日邻居陪其来诊：诉其服尽第 7 剂后自感一身酸痛，周身发热，鼻流清涕，误以为"感冒"，自行打针、输液，尔后退热、痛消。

上述症状为阴症转阳，伏邪外透，为佳兆！罪在医者本人对其治疗过程预见不足，痛悔莫及！虽嘱其继续服剩余 3 剂药，以观病态变化，次日上午其家属来电告知：自昨晚服药后，复现一身酸痛，发热，鼻流清涕，至此不解。

虑为伏邪外透，然正虚而玄府不开，故嘱其煮红糖生姜水热服一大碗，以助药力开玄府，使伏邪外出。

2008 年 11 月 18 日二诊：诉其 15 日服红糖生姜水后，旋即剧吐白痰，汗出，而症解。现已痛消，脉弦滑，重取无力，纳差。

给予继扶两本。

**处方**：麻黄 10 克，制附片 45 克，生白术 30 克，干姜 45 克，菟丝子 30 克，红参 25 克（另），盐补骨脂 30 克，仙灵脾 30 克，枸杞子 30 克，桂枝 25 克，制川乌 20 克，黑小豆 45 克，当归 20 克，防风 20 克，川牛膝 20 克，白蔻 10 克，生北芪 60 克，川续断 20 克，炙甘草 45 克，大枣 12 枚（掰）。

20 剂。加水 2500ml，文火煮取 400ml，兑入参汁，日分 3 次温服。

**李某，男，46 岁。**

2008 年 11 月 14 日初诊：因患"感冒"而输"消炎药、抗病毒药、清开灵注射液"三五日，致一身痿弱难耐，厌食，言语无力来诊。面如灰雾笼罩，舌淡紫，苔薄白，脉弱无神。

发病之时太阳寒水当令，感于寒，而用"清开灵注射液"复伤于"寒"，实为"雪上加霜"。

救误治本为要。

**处方**：制附片 45 克，生白术 45 克，干姜 45 克，生山萸肉 90 克，乌梅 30 克，红参 30 克（入煎），白蔻 20 克，苍术 15 克，佩兰 15 克，升麻 6 克，炒白芍 45 克，沉香 10 克，炙甘草 60 克，生姜 45 克（切），大枣 25 枚（掰）。

7 剂。加水 3000ml，文火煮取 450ml，日分 3 次温服。

2008 年 11 月 22 日二诊：自诉当日中午服首剂首次后，熟睡近一下午，当晚服第 2 次后约 1 小时自感一身清爽，随即下床活动索食汤面一大碗（连医者本人也感略显玄虚）。现已谈笑风生，前后判若两人，唯晨起痰多色白。仿小青龙汤意处方如下。

**处方**：制附片 45 克，生白术 45 克，干姜 45 克，生山萸肉 90 克，乌梅 30 克，红参 30 克（入煎），白蔻 20 克，苍术 15 克，佩兰 15 克，炒白芍 45 克，沉香 10 克，生半夏 45 克，五味子 20 克，炙甘草 60 克，生姜 45 克（切），大枣 25 枚（掰）。

7 剂。煎服法同前。

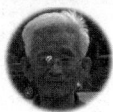

**侯某，75 岁，男，山西灵石人。**

2008 年 7 月 7 日初诊：2 月前因身体瘙痒就诊于本地医院，确诊为"神经性皮炎"，给予内服、外用等各种疗法，至今无效。肢体痒疹隐约可见，色红、紫不一，右脉浮、滑，左脉弦、细弱，舌淡红，苔白腻。

证属风邪袭卫，高年肺气失司，正虚邪恋。遵恩师乌蛇荣皮汤加减。

**处方：**麻黄 6 克，辽细辛 10 克，制附片 30 克，当归 25 克，桂枝 25 克，防风 32 克，赤白芍各 45 克，白蒺藜 30 克，制首乌 30 克，苍术 15 克，佩兰 15 克，白蔻 15 克，干姜 20 克，红参 25 克（入药），蝉衣 10 克，生山萸肉 60 克，生白术 30 克，炙甘草 45 克，生姜 10 片，大枣 12 枚（掰）。

5 剂。加水 2000ml，文火煮取 400ml，日分 3 次温服。

5 剂而愈。

**周某，女，46 岁，太原人。**

2008 年 6 月 1 日初诊：一身痒 20 余年，遇冷风加重，无疹。但欲痊，多梦不宁，乏力，腰、膝困疼，偶有心悸，眩晕，脉浮、数、滑，不任按，舌淡紫，苔白腻，食纳少，二便调。

证属太少两伤，厥阴风木疏泄失制，木动则生风。

宜着重于先扶其正为旨。

**处方：**麻黄 6 克，制附片 60 克，辽细辛 25 克（后 5 分），干姜 45 克，生山萸肉 60 克，佩兰 20 克，蛇床子 20

克，"全虫 6 克，蜈蚣 3 条"（研冲），红参 25 克（另），当归 25 克，防风 30 克，生龙牡各 30 克，活磁石 30 克，白藓皮 20 克，炙甘草 60 克，生姜 45 克（切），大枣 12 枚（掰），怀山药 60 克，乌梅 30 克。

10 剂，加水 2500ml，文火煮取 350ml，兑入参汁，日分 2 次温服。

2008 年 6 月 16 日二诊：皮肤散见隐疹。

当知邪之入路便是邪之出路，从原意出入。

遂于原方去佩兰加生半夏 30 克，秫米 30 克，油桂 1.5 克（冲）。

5 剂。煎服法同前。

2008 年 6 月 16 日三诊：但欲寐，多梦不宁，乏力，而腰、膝、脚困疼及眩晕，心悸隐疹已消。

正气已旺，风木疏泄有常。

改为乌蛇荣皮汤加减方。

**处方**：当归 30 克，桂枝 10 克，赤芍 15 克，川芎 10 克，桃红各 10 克，首乌 30 克，白蒺藜 30 克，乌蛇 30 克，炙甘草 30 克，生姜 10 片，大枣 10 枚（掰），生北芪 60 克，生白术 30 克，防风 20 克，麻黄 10 克，辽细辛 10 克（后 5 分），盐补骨脂 30 克，菟丝子 30 克（酒浸 15 分钟），制附片 60 克，蝉衣 10 克，枸杞子 30 克，仙灵脾 30 克，生山萸肉 120 克。

10 剂。加水 2000ml，文火煮取 400ml，日分 3 次温服。

2008 年 7 月 3 日四诊：痒愈十之八九，患者喜出望外，

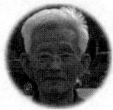

亲携其女贾某来诊数年顽疾。

遂于原方略作调整继服，以图根治。

**处方**：当归30克，桂枝10克，赤芍15克，川芎10克，桃红各10克，制首乌30克，白蒺藜30克，乌蛇30克，炙甘草30克，生姜10片，大枣12枚（掰），怀山药60克，生北芪90克，生白术35克，防风30克，麻黄10克，制附片60克，蝉衣20克，辽细辛10克（后5分），菟丝子30克（酒浸15分钟），盐骨脂30克，枸杞子30克，仙灵脾30克，生山萸肉120克。

5剂。加水3000ml，文火煮取400ml，日分3次温服。

至2008年7月9日随女儿复诊时已愈，神清气爽，面色荣光。

**前患者周某爱女贾某，19岁。**

2008年7月3日初诊：三、四年前患过"过敏性鼻炎、鼻窦炎、支气管炎"。鼻塞、头重、眩晕、咳吐白痰，且经期腹痛。行抗过敏、消炎诸类疗法，久病久治而不愈。近期因游泳、饮冷加重。

辨为寒伏三阴，正虚邪陷。

施以温阳托透。

**处方**：桂枝25克，赤白芍各25克，麻黄10克，干姜45克，生半夏45克，辽细辛10克（后5分），五味子15克，红参30克（另），炙紫菀15克，炙冬花15克，制附片45克，蝉衣10克，白芷20克（后5分），苍耳子20克，辛夷花 20 克，炙甘草 30 克，吴茱萸 45 克，川芎 30 克，生姜 45 克（切），大枣 25 枚（掰），紫油桂 10 克（后 5 分）。

5 剂。加水 2500ml，文火煮取 300ml，兑入参汁，日分 2 次温服。

2008 年 7 月 9 日二诊：诸症大减。

**处方**：制附片 45 克，生白术 45 克，干姜 45 克，高丽参 15 克（另），炮姜 25 克，紫油桂 10 克（后 5 分），吴茱萸 25 克，川芎 20 克，白芷 20 克（后 5 分），辛夷花 20 克，苍耳子 20 克，麻黄 6 克，生山萸肉 60 克，炙甘草 45 克，生姜 45 克（切），大枣 25 枚（掰），车前子 10 克（包）。

5 剂。加水 2500ml，文火煮取 300mml，兑入参汁，日分 3 次温服。

2008 年 7 月 14 日三诊：诸症近愈。

继扶正气，以逐邪尽出。

原方加：制附片 15 克，川芎 10 克，当归 45 克，桂枝 45 克，云苓 30 克，白芷 10 克，淫羊藿 30 克，枸杞子 30 克，盐补骨脂 30 克，菟丝子 30 克（酒浸 15 分钟）。减去车前子。

5 剂。煎服法同前。

后其母来电告知尽愈。

常人经气正传则由一而三，由阴而阳，起于厥阴而终于太阳，周而复始，循行不息。病则由因三而一，由阳而阴，起始于太阳而终于厥阴。而医圣《伤寒杂病论》辨证亦立有提纲，论曰："太阳之为病，恶寒、头痛、项强、脉浮；阳明之为病胃家实；少阳之为病口苦、咽干、目眩；太阴之为病

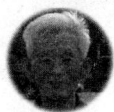

腹满而吐、食不下、自利益甚、时腹自痛、如下之必胸下结鞭；少阴之为病脉微细，但欲寐也；厥阴病以消渴、气上撞心、心中疼热、饥不欲食、食则吐蛔、下之利不止。"临证辨得可知病位何经。《内经》曰："邪风之至，疾如风雨，故善治者治皮毛，其次治肌肤，其次治筋脉，其次治六腑，其次治五脏。治五脏者，半死半生也。故天之邪气，感则害人五脏；水谷之寒热，感则害于六腑；地之湿气，感则害于皮肉筋脉。"不可不知。

以上疾患缠绵难愈，于今视为"疑难杂症"。使患者痛苦不堪，治疗得当则病解而愈。若失治、误治，久延则病邪由皮毛入筋脉入脏腑，变生坏证，即致半生半死之局。《内经》云：正气存内，邪不可干，邪之所凑，其气必虚。故补两本使伏邪外出应为正法。

# 生死关头急救两本

谈及癌症及急危重症，诸多医家叹为观止，爱莫能助或给予姑息疗法，以渡余生，病家更是色变。自2006年拜师以来，无数次的跟师父出诊，倾听他的谆谆教导，所接诊病人大多以急危重症、疑难病为主，辨证治疗，以《内经》为理论基础，以医圣六经辨证为施治法则，返朴归真，师古而不泥古，治疗癌症以三阴伏寒辨证立法，补元阳、通经脉和脏腑以托毒外出，急危重症以救阳为先，疗效显著，使得当今医界视为绝症的患者生命得以挽回，垂死的患者得以重生。现仅以个案寥作复述。

**某男，44岁，山西太原人。**

2006年11月12日初诊：霍奇金氏淋巴瘤3年许，曾住301医院年余，陆续进展（已为非霍奇金氏淋巴瘤），化疗后气血大虚，面色黧黑，纵膈，腹股沟……弥漫。脉微细，舌光红艳，不渴，声低气怯。

标本兼顾。

**处方**：制附片100克，干姜90克，红参90克，炙甘草120克，漂海藻45克，麻黄5克，"清全蝎3克，蜈蚣4条"

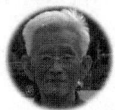

（研冲服），大熟地30克，白芥子10克（炒研），紫油桂10克，鹿角霜45克，姜炭30克，生晒参30克，浙贝母120克，川尖贝6克（研冲服），生姜75克（切）。

30剂。加水3000ml，文火煮取350ml，日分3次温服。

2007年1月28日二诊：肿大之淋巴结已消（一身轻爽），效不更方。

2007年3月27日三诊：面黄灰暗（查见"胆结石、腹主动脉周围多个淋巴结肿"）。加茵陈90克，大叶金钱草120克，木鳖子30克，

2007年4月27日四诊：颈部淋巴结肿。加麻黄5克，元参45克。

2007年5月10日五诊：生晒参改高丽参20克（另），去元参，加生山萸肉60克，乌梅30克，5剂后去茵陈。

加服五味固本散加川贝、冬虫夏草、孢子粉各50克，大蛤蚧10对，清全虫50克，大蜈蚣100条。

方中附片逐日叠加10克，暂以300克为度，麻黄逐日叠加5克，邪之入路便为邪之出路，开玄府以托透伏邪外出。

2007年6月4日笔者六诊：麻黄加至60克，附子300克，方有头面畅汗出，患者于1周前误服冷饮而致腹痛，夜间下肢痉挛，"水谷之寒热，感则害于六腑"。拙加吴茱萸30克，炮姜50克，以观效。

2007年6月7日笔者七诊：腹痛痉挛消失，但腹胀如鼓，虑其为深伏三阴之邪无以托透，加辽细辛45克，以搜剔三阴之邪。

2007 年 6 月 9 日笔者八诊：腹胀如鼓，大便粘滞不爽，小便少，乏力，下午尤甚。电询师父后加川乌 30 克，防风 30 克，黑小豆 45 克，蜂蜜 150 克。

2007 年 6 月 11 日下午，师父九诊：心悸，乏力，纳差。

先固根气。

**处方**：制附片 200 克，干姜 100 克（捣），高丽参 30 克（冲），五灵脂 45 克，生龙牡各 30 克，活磁石 30 克，生山萸肉 90 克，炙草 120 克，麝香 0.15 克（冲），吴茱萸 30 克，生南星 30 克，生姜 45 克（切），大枣 25 枚（掰）。

5 剂后转回原方。

2007 年 6 月 12 号笔者十诊：约晚 10 点 10 分服首剂首次 10 分钟后，患者立即出现过肘、过膝之逆冷，心悸寒战，嘱其立刻冲服高丽参末 15 克，约 10 分钟后四肢转温且少量汗出，心悸减轻，安然入睡。

2007 年 6 月 15 日电询师父十一诊：告知患者前述症状。

即日起，附子改为 350 克，逐日叠加 30 克，加炮姜 50 克，辽细辛 55 克（后 5 分）。

一鼓作气直破阴毒。

2007 年 6 月 21 日十二诊：两本将竭，"出入废则神机化灭，升降息则气立孤危"。患者出现腹胀如鼓，便少，纳差，改附子逐日叠加 50 克以回阳救逆，重温釜底。

附子用量已达 800 克，仍腹胀，药后腹中绞痛，大便粘滞不爽，小便少，纳差，精神可。

正气渐已恢复，宜反守为攻。

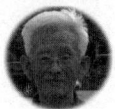

**处方**：制附片 800 克，吴茱萸 30 克，干姜 90 克，生白术 90 克，五灵脂 30 克，高丽参 30 克（另），川乌 30 克，黑小豆 45 克，防风 30 克，漂海藻 120 克（另煎汤代水），炙甘草 120 克，白芥子 10 克（炒研），鹿角霜 45 克，紫油桂 10 克（后 5 分），生南星 30 克，姜炭 45 克，辽细辛 75 克（后 5 分），麻黄 10 克，"清全蝎 6 克，大蜈蚣 3 条"（研冲），浙贝母 120 克，生姜 45 克（切），大枣 25 枚（掰），木鳖子 30 克，蜂蜜 150 克，两头尖 45 克。

20 剂。煎服法同前。

2007 年 6 月 22 日十三诊：患者服完首剂三分之一量后全身畅汗，左手指呈弯曲状，抽动，腹胀大减。

元气已旺，玄府已开，浊阴自降，清阳即升。待晚上服尽全剂，患者自诉腹中"火烧火燎"，全身汗出如洗，约半个多钟头换一次睡衣，全身大快。

2007 年 6 月 23 日十四诊：每剂药附子守用 800 克，昨夜腹痛，自行口服解痉止痛西药无效，晨起排黏液便 1 次，量较以前增多，小便可。无乏力，食欲增，腹胀再减，畅汗出，颈部及腋下肿块变软略缩小。至中午 11 时许仍腹痛绵绵，按揉、加温、口服相关西药无效。

下午 5 点半左右至病家，患者自诉：中午一点钟服下第二次汤药，顿觉腹中如"热浪翻涌，下至双膝，上至胸中，一浪接一浪"，旋即腹痛消失，呕吐大量粘稠顽痰，并有一指甲盖大小块状物，随即不能睁眼，欲喊家人帮助，却不能说话，意识清楚，无心悸，十五六分钟内约重复出现八九次

（此即瞑眩效应）。旋即左胸胁紧束感，但呼吸畅快，左上肢活动自如，右肩胛部至右肘后困疼，现汗出减少，行动自如。嘱其继续守方服药。

2007年6月24日十五诊：附子已叠加至900克，患者自诉昨夜服药后呕吐大量粘痰及药物，腹痛至今，晨起少量大便，小便尚可，左脉数略浮、滑，右脉细、弱。嘱其服汤药三分之一量，尔后顿觉胸热、头面热汗出，阴囊下（至阴穴）发热感，仍腹胀，右肩胛、右臂烦困，右胸胁紧束感，呼吸正常，后自行安然入睡。现已面色转荣，其脉沉稳，时至午时。嘱家人勿扰，使其平静熟睡，阴阳自和。

2007年6月25日十六诊：附子已加至1000克，自诉昨夜腹痛尤以1~2时为重，呕吐粘痰及胃容物。晨起泄大量稀便，小便量可，腹胀减轻，脉和缓有力，中午来电告知上午服药后全身乏力，稍后熟睡约2小时，醒来津津汗出自感畅快。

阴尽阳生，经气已旺，嘱其守方继服。

2007年6月26日十七诊：附子守1000克，辽细辛加至95克，自诉泄稀水样便3次，顿觉肠道中空，腹中大快，小便色黄、量亦增多。下午6点服第二次药后突觉一身不适，昏昏欲睡，能听到女儿呼声，自觉声音由远及近，不能应答、睁眼（患者事后自诉）。约10分钟后清醒，口、舌及周身麻，觉有阵阵热气走窜，双下肢有水泡破感，频频矢气，双膝关节凉，一身津津汗出，畅快。

重建本气升降出入，经气畅通，玄府已开，生机已现，

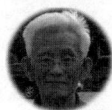

法当继续扶正以使伏邪尽退。

2007 年 6 月 28 日十八诊：昨日多次大便，大便量少，质软色黑，矢气臭不可闻，食欲大增，上、下午已曾两次外出办事。右脉滑数，左脉沉细有神，舌红苔黄。有汗出，自觉右肺中嘈杂、略痛、紧束感。

正气已旺，清阳已升，浊阴自降，阴证转阳，肺气宣降不利，当严守病机继服。

2007 年 8 月 8 日十九诊：守方服药 40 剂，颈部、腋下淋巴结变软缩小，乏力、纳差，舌淡、苔腻、脉缓。

为托深伏三阴之阴毒，久用攻伐之品，邪正相争于体内，难免伤正之虞，当补先天益后天，以溉四旁，阳气一旺，阴霾自消。

**处方**：制天雄 105 克，白术 120 克，干姜 120 克，高丽参 30 克（另），紫油桂 25 克（后 5 分），吴茱萸 45 克，生半夏 45 克，生姜 50 克（切）。

15 剂。加水 4500ml，文火煮取 450ml，日分 3 次温服。

2007 年 8 月 23 日二十诊：腹痛，纳差，呕吐，疲惫乏力，言语低微，面色淡，舌质荣，苔厚腻，脉细滑数。

久伏之寒冰化为寒湿，但邪之出路不畅，内阻中气升降旋转。当温中土，升清阳，降浊阴。

**处方一**：吴茱萸 45 克，高丽参 30 克（另），生半夏 45 克，生姜 50 克（切），小茴香 20 克，良姜 15 克，代赭石 90 克，茯苓 40 克，大枣 25 枚（掰）。1 剂。

**处方二**：李师破格救心汤大剂。1 剂。

**处方三**：生山萸肉 120 克，高丽参末 30 克。

备后二方以防阴阳离决！

玄府已开，中焦已过，厥阴乃极阴，六经辨证在肝，而肝主风，木动则生风，风性善行数变。如坎中虚极凡人元气之脱，皆脱在肝。托厥阴之寒虽于吴茱萸汤中佐以重剂代赭石，李师托三阴伏寒虽把扶正祛邪固护两本贯穿于始终，然正邪交争，尤如战争，此伤彼亦伤，坚持至最后关键还得看一方的实力、魄力，病机至此已成九死一生之局。破厥阴之极寒，病家最后一丝元阳必然要耗散或阳随阴脱，终致"阴阳离决，经气乃绝"。临危之局必备李师大剂破格救心汤以挽垂绝之阳，救暴脱之阴，备生萸肉、高丽参者，前贤张锡纯有云："山萸肉味酸性温，大能收敛元气，振作精神，固涩滑脱，因得木气最厚，收涩之中兼具条畅之性，故又通利九窍，流通血脉……且敛正气而不敛邪气。盖萸肉之性，不独补肝也，凡人身之阴阳气血将散者，皆能敛之。故救脱之药，当以萸肉为第一"。萸肉配人参敛、通、补兼备，以确保万一！

阳回则生，阳去则死，病家生死存亡之际本人不敢大意，嘱其家属三方全部煎好备用。守于患者床前，观其服药变化，服方一半剂后随即呕吐大量痰液、胃容物，双指颤微，目睛上吊，面容失神，此为元阳将脱，急灌服救心汤一大口，继灌萸肉汤配参末一大口，旋即腹中肠鸣，安然入睡。每想及此景本人仍感毛骨耸然！厥阴之寒已出，将脱之阳已回，胜局已定！嘱其家人将方二、方三交替口服，每日三五次，连用五天以固根气。后以大剂附子理中汤加减，续服用月余

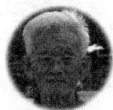

而愈。

2008 年 1 月 28 日师父二十一诊：恶性淋巴瘤 3 年，多次化疗，多次危殆。经治年余，九死一生之局得以挽回。

六脉和缓从容，固摄元气为要。

**处方**：生附子 30 克，干姜 60 克，生白术 60 克，高丽参 15 克（冲），灵脂 30 克，砂仁米 30 克（姜汁炒），炙甘草 60 克，乌梅 30 克，紫油桂 3 克（后 5 分），盐补骨脂 30 克，枸杞子 30 克，淫羊藿 30 克，菟丝子 30 克，生姜 45 克（切），大枣 12 枚（掰），核桃 6 枚（打）。

10 剂。加水 3000ml，文火煮取 300ml，日分 3 次温服。

查清立春交节时刻，察脉在交节前后之强弱变化，如偏浮大，加生山萸肉 90 克，连续服至沉敛，指下但有弦意为佳。

## 冠心病危症

**乔某某，男，60 岁，太原人。**

初诊时间：2007 年 4 月 20 日 15：38。地点：山医某院。

顽固性高血压 20 年，糖尿病近 10 年，久病耗伤，气血渐衰，演变为冠心病。日前突发高热，大汗淋漓，几致厥脱。心动神摇，胸闷频发，发则四肢瘫软，口不能言，气不接续。CT、核磁见冠脉左回旋支梗阻 70%，二尖瓣关闭不全，脉迟、大、空、时一止，舌、唇、甲紫暗，面如灰雾笼罩。院方建议赴京确诊后作支架，尚未成行。下部尚属沉稳。

患者素体阳虚，复加劳倦内伤，虚损非止一端，渐致元阳大伤，寒湿瘀浊盘踞胸中，势危欲脱。

邪实正虚，固脱为急，兼顾荡涤瘀浊，助阳破阴，以冀阳光一照，阴霾尽消为幸。

**处方**：炙甘草 120 克，干姜 90 克，制附片 100 克，高丽参 30 克（另），五灵脂 45 克，生山萸肉 90 克，桂枝 45 克，桃仁泥 30 克，丹参 120 克，檀、降、沉香各 10 克，砂仁米（姜汁炒）30 克，九节菖蒲 10 克，生龙牡、活磁石各 30 克，麝香 0.3 克（冲），苏合香丸 2 丸。

加水 3500ml，文火煮取 400 ml，入参汁，3 次分服，3 小时 1 次。

日夜连尽二大剂。

2007 年 4 月 21 日 8:25 分二诊：昨药分 5 次于今晨服完，从服第二次起，全身发热，腹中雷鸣，面、唇、舌、甲转红，脉缓（68 次/分）沉稳，基本脱险。原方附子径加至 200 克，余药不变，于 24 小时内服完 2 剂再诊（备 11 味固本散）。煎煮法同昨。

患者家属前来代诉：患者面色红润，言语有力，行动自如，食欲大增。

原方加制附片 50 克，干姜 50 克，煎服法同前。

2007 年 4 月 29 日中国医学科学院阜外心血管病医院"诊断证明书"内容如下：

兹证明：乔某某同志在本院十一病房住院诊治，入院日期：从 2007 年 4 月 27 日至 2007 年 4 月 29 日。

特殊检查及治疗：2007 年 4 月 28 日行冠状动脉造影示：

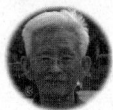

冠状动脉未见狭窄性改变。

临床诊断：冠状动脉性心脏病、自发型心绞痛、颈椎病、痔疮。

2007年4月30日三诊：冠心病心衰，经用大剂破格救心汤，完全脱险。

**处方一**：制附片200克，丹参120克，檀、降、沉香、砂仁各10克，生北芪250克，粉葛根90克，干姜90克，生山萸肉90克，桃仁15克，五灵脂30克，高丽参15克（研冲服），炙甘草120克，生姜45克（切），大枣20枚（掰）。

加水3500ml，文火煮取300ml，日分3次温服，每旬7剂，连服至立秋节。

**处方二**：11味固本散。

## 风湿性心脏病

**李某某，女，36岁，山西省人。**

初诊时间：2007年5月30日上午8:50分。

于5月18日在山西省吕梁市人民医院确诊为（超声号：200603320）风心病。二尖瓣重度狭窄并轻度关闭不全。二维测得二尖瓣口面积为$1.10\,cm^2$，CW：测得二尖瓣口有效面积$0.88\,cm^2$，行输液治疗不效。发则头晕冷汗出，动则心动神摇，纳差，但欲寐而夜不能寐，面淡神疲语声低怯。舌质嫩红，少苔，口干不欲饮，脉象雀啄，缓，尺脉弱。

细询其家属得知，患者数年前遭丧子之痛而终日思虑悲伤。至今春痛病难耐方肯就医。

余意：患者初病在表，失治、误治久延入里，复加思虑悲伤，进而太阴之伤损及少阴，致生命两本飘摇，生化失源，太少两伤，亡阳端倪初现，当以救阳为急！

**处方**：制附片100克，干姜90克，白术90克，高丽参15克，生龙牡各30克，活磁石30克，茯苓45克，生山萸肉90克，紫油桂10克（后5分），炙甘草120克，砂仁米30克，黄芪100克。

5剂。加水3000 ml，文火煮取450 ml，日分3次温服。

2007年6月4日二诊：诸症略减，但咳吐白痰。

正气来复，从原意出入。

方中附子逐日叠加10克，桂枝25克，生山萸肉30克，桂枝25克，壳白果20克（打），紫油桂减去7克。

继服5剂。煎服法同前。

2007年6月18日三诊：患者于本月15日到山医某院行心脏彩超查示（超声号：52207）：风心病，二尖瓣狭窄（中度），二尖瓣关闭不全（中度），三尖瓣关闭不全（轻度），心包积液（少量）。6月10日附子加至160克时，纳差，腹胀、腹泻，月事至，夜难入睡，汗出。现已面色红润，有光泽，言语有力，舌质荣有苔，中根部略腻，口干，脉结代而沉，活动重则感心悸，无头晕、冷汗出，午、晚已能正常睡眠。

元气已旺，伏邪自退，然固摄不足，仍以扶正、固元为本，兼顾祛邪。

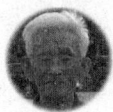

**处方**：制附片 190 克，干姜 90 克，生白术 45 克，生晒参 45 克，茯苓 45 克，活磁石 30 克，生龙牡各 30 克，生山萸肉 90 克，桂枝 25 克，漂海藻 45 克，生半夏 30 克，炙甘草 60 克，车前子 10 克（包），生姜 45 克（切），瓜蒌 15 克，薤白 15 克。

5 剂。加水 2500 ml，文火煮取 450 ml，日分 2 次温服。

2007 年 6 月 22 日四诊：心悸大减，脉滑，结代（偶有），和缓有力，齿痕舌。

少阴之邪已托至太阴，补两本以使浊阴自降。

**处方一**：制附片 200 克，干姜 90 克，生白术 45 克，红参 15 克（另），生山萸肉 90 克，生龙牡、活磁石各 30 克，茯苓 40 克，桂枝 45 克，生半夏 20 克，漂海藻 45 克，炙甘草 60 克，泽泻 20 克，生姜 50 克（切）。

加水 3000 ml，文火煮取 450 ml，兑入参汁，日分 3 次温服。每旬 7 剂，21 剂。

**处方二**：加味固本散 1 剂。每次 3 克，每日 3 次，热黄酒调服。

2007 年 8 月 9 日五诊：

本月 2 号于吕梁市人民医院行心脏彩超检查示：二维测得二尖瓣瓣口面积为 1.630cm$^2$（5 月 18 号为 1.10 cm$^2$），二尖瓣口有效面积 1.48 cm$^2$（5 月 18 号为 0.88 cm$^2$），最后诊断为：风心病、二尖瓣中度狭窄并轻度关闭不全。

刻下：额面痛，食纳大增，来月事未觉不适，面色红润，神清气爽，大便略干，小便可，下肢冷，脉滑，偶有结代，舌淡，略齿痕，心悸已除。

正气来复，清阳已升，但少阴虚寒，治本。

**处方**：制附片 200 克，干姜 100 克，生白术 45 克，川牛膝 30 克，生晒参 25 克，生龙牡各 30 克，活磁石 30 克，炒枣仁 30 克，生半夏 20 克，生山萸肉 60 克，漂海藻 45 克，炙甘草 60 克，泽泻 15 克，紫油桂 5 克（后），防风 20 克，生姜 45 克（切）。

21 剂，每旬 7 剂。煎服法同前。

经访 2 年余，未再复发。

## 高血压伴不稳定型心绞痛发作

**李某某，男，45 岁，太原人。**

高血压 2 年余，伴胸闷、胸痛，发则昏扑不醒，口服寿比山、复方降压片、丹参片等有效。近来胸痛频发，发则汗出如洗，冷汗淋漓，胸痛烦躁，夜间尤甚。面色灰暗，唇青，舌淡无华，齿痕。左脉弦大、尺弱，右脉弱、按之散。

正虚，瘀浊内阻，窃踞阳位，元阳不固。治当标本兼顾。

**处方**：制附片 100 克，大熟地 90 克，泽泻 30 克，紫油桂 3 克（冲），干姜 90 克，生龙牡各 30 克，活磁石 30 克，生白术 95 克，怀牛膝 30 克，生山萸肉 90 克，生半夏 30 克，生姜 45 克（切），砂仁米 30 克，红参 15 克（另），炙甘草 120 克，檀、降、沉香各 10 克，桂枝 45 克。

服 20 剂而愈。后成为好友且常常来往，再未复发。

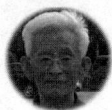

慢支、肺心病

**闫某某，女，74 岁。**

2007 年 11 月 10 日初诊：

"慢支"，喘不接续 30 多年，近日感受风寒后加重。动则喘，多痰，心悸汗出，气不接续，面如灰雾笼罩，唇青身肿，舌质暗紫，苔白，舌边齿痕，脉浮、躁、急，双尺微弱。

高年、久病耗伤元气，复感风寒，终致邪盛正衰。施以扶正固本祛邪。

**处方**：麻黄 10 克，制附片 90 克，辽细辛 45 克（后 5 分），干姜 90 克，桂枝 25 克，白芍 60 克，高丽参 25 克（另），生山萸肉 90 克，生半夏 45 克，生龙牡各 30 克，活磁石 30 克，五味子 30 克，黄芩 20 克，炙甘草 60 克，紫油桂 15 克（后 5 分），生黄芪 300 克，云苓 40 克，泽泻 30 克，猪苓 20 克，生白术 45 克，生姜 50 克（切）。

5 剂。加水 3000ml，文火煮取 400ml，兑入参汁，日分 3 次温服。

2007 年 11 月 15 日二诊：喘、悸已消，多痰。从原意出入。

**处方一**：于上方去桂枝，猪苓，黄芪，加川贝 10 克，炙紫菀 15 克，炙冬花 15 克，生白术 50 克，大熟地 90 克。

30 剂。方中附片逐日叠加 10 克，以 200 克为度。

煎服法同前。

**处方二**：五味固本散加油桂 50 克，沉香 50 克，鱼鳔胶

100 克，灵芝孢子粉 100 克，藏红花 50 克，川贝 100 克。

每次 3 克，每日 2 次，热黄酒调服。

## 不稳定型心绞痛发作

**杨某某，男，33 岁，某街道办事处干部。**

2007 年 7 月 5 日一诊："不稳定型心绞痛"发作（山医大一院确诊）5 年，痰多，左半身麻木、胀数年不详。多方求医无效，自感对生活丧失信心。

刻下：面色暗淡失神，语声低怯，易惊，活动汗出，心悸，气紧，腹泻，饭后吞酸烧心。舌质淡，苔黄腻，齿痕舌，脉浮、躁、急。

虑其为太阴之伤损及少阴，太少两伤生化失源，元气不固，益火补土固本为急！

**处方**：生北芪 30 克，红参 30 克，制附片 100 克，生白术 120 克，桂枝 25 克，紫油桂 15 克（后 5 分），生龙牡各 30 克，活磁石 30 克，干姜 90 克，生半夏 25 克，生山萸肉 90 克，砂仁米 30 克（姜汁炒），生姜 100 克（切），大枣 12 枚（掰），炙甘草 120 克，鹿茸粉 1.5 克（冲）。

7 剂。加水 3500ml，文火煮取 450ml，日分 3 次温服。

2007 年 7 月 16 日二诊：笑诉其服前几付药过程中，每日感觉迷糊（瞑眩），且因此而银行卡丢失 3 张，后来连驾驶证也丢了，现在不适症状全部消失，反感全身无力，并诉其感觉良好后曾频繁行房事、游泳（乃致其身无力之因）。嘱其勿必谨慎行事，以防过劳伤身。

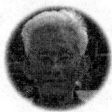

刻下舌淡润，苔黄腻，略齿痕，脉沉缓有力。阴证转阳，已中病机。

原方黄芪加至 100 克，红参改为高丽参 25 克，加白蔻 20 克，佩兰 15 克，同时加服加味固本散 1 剂以善后。

7 剂。煎服法同前。

### 风心病合并糖尿病

**关某某，女，63 岁，太原市人。**

2006 年 11 月 2 日初诊：眩晕、心悸住山西某院行西医治疗 9 日，因日渐衰弱出院。查见"糖尿病（Ⅱ型），风心病，二、三尖瓣关闭不全，反流，左心扩大，肺动脉高压"。

刻下：面色苍黄晦暗，舌淡紫无苔而干，泛呕，不思食，心悸，自汗如洗，六脉迟结，间见雀啄，目神暗淡，心动神摇，不可终日。

年过六旬，久病耗伤，亡阳端倪已现，救阳为急。

**处方**：制附片 100 克，干姜 90 克，炙甘草 120 克，高丽参 15 克（研粉吞服），生山萸肉 90 克，生龙牡各 30 克，活磁石 30 克，生白术 90 克，茯苓 45 克，紫油桂 10 克（后）。

加水 2500ml，文火煮取 450ml，日分 3 次温服，附子逐日叠加 10 克，加至 200 克为度，连服 30 剂。

2006 年 12 月 29 日二诊：自行医院检查，见左心扩大及积液已消。脉象雀啄消失，喘定，脉仍急。舌光无苔，空腹血糖 5.8，少渴。

寒毒深伏三阴，佐以托透。

**处方一**：原方附子维持 200 克，加桂枝 45 克，辽细辛 45 克，麻黄 5 克，生姜 75 克（切），葱白 4 寸，生黄芪 250 克。45 剂。

**处方二**：20 头三七 500 克，血琥珀、高丽参、血河车、黄毛茸尖、藏红花各 100 克，制粉，5 克每次，每日 2 次，平遥黄酒加热调服用，勿装胶囊。

2007 年 5 月 22 日三诊：

**处方**：制附片 200 克，干姜 100 克，高丽参 15 克（研冲服），五灵脂 30 克，生山萸肉 60 克，桂枝 45 克，桃仁泥 30 克，生龙牡各 30 克，活磁石 30 克，炙甘草 120，紫油桂 15（后 5 分），防己 15 克，茯苓 45 克，生苡仁 45 克，漂海藻 30 克，生北芪 120 克，生姜 45 克（切），大枣 12 枚（掰），葱白 4 寸。

加水 3000 ml，文火煮取 600 ml，去渣再煎浓至 300 ml，日分 3 次温服，每旬 5 剂，服至阳历 8 月 23 日止。

**王某，男，58 岁，山西吕梁人。**

2009 年 3 月 9 日初诊：

其子来电告知，于当日上午 9 点 56 分突然昏扑不醒人事，急送往当地乡镇医院抢救，诊断为"急性心肌梗死"，当时血压为 80mmHg～45mmHg，邀余对此前往抢救。

急证急治拟给予李师大剂破格救心汤。

**处方**：制天雄 100 克，干姜 90 克，高丽参 30 克，生山萸肉 120 克，生龙牡各 30 克，活磁石 30 克，炙甘草 120 克，

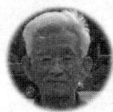

麝香0.5克（分冲）。

5剂，加开水3000ml，急煎急灌。

于当日中午12时许会于汾阳医院急诊科室，患者经当地乡镇医院抢救已苏醒。仍胸痛频作，面色黧黑，唇青紫，下肢逆冷近腰，六脉急躁仍势危欲脱。

鉴于此，方药改为加水3000ml，文火煮取450ml，入参汁，2小时1次，日夜连服。并告知患者下肢转温为得救，腹中雷鸣为回生。

可惜院方反对患者采用中医疗法，建议作支架或抗凝血疗法，家属惊慌无奈，遂勉强采用院方抗凝疗法，并偷偷服用此中药，每剂日分3次服用。

于当晚约9时许其子来电告知，服用首次中药约20分钟许患者下肢转温至肢末，次日上午10时许来电告知患者服用第2次后腹中雷鸣，进食，胸痛消失，已于家人攀谈其农耕计划，想下地行走被院方拒绝。

15日上午其子来电告知，因患者咳嗽痰多，院方医生以"感染"复加抗生素静脉滴注，患者复加喘息，胸闷，气不接续，无奈之余力求出院。

2009年3月17日上午再诊于其子太原家中：见患者半卧于床，喘息，气不得接续，胸前闷痛，夜不能寐，腹胀，肢肿，神情疲惫，面如雾霾笼罩，唇紫，舌淡紫而无华，苔白润，脉浮、躁、急，下三部脉如是。

辨为高年阳微，痰、湿、瘀浊盘踞胸中阳位，势危欲脱！

救阳固本为急！兼顾荡涤瘀浊。

**处方**：制天雄 120 克，干姜 90 克，炙甘草 120 克，高丽参 30 克（另），生山萸肉 120 克，生龙骨 30 克，生牡蛎 30 克，活磁石 30 克，茯苓 45 克，泽泻 45 克，沉香 10 克，檀香 10 克，降香 10 克，生半夏 45 克，五味子 45 克，砂仁米 30 克，生姜 45 克（切）。

5 剂，加水 2500 ml，文火煮取 300 ml，日分 3 次温服。

2009 年 3 月 21 日三诊：由其子相伴来诊，已自行健步行走。自述上方服尽 3 剂已能于 15 楼坐电梯至院内散步，返回时能自行攀至 5 楼。

诸症已消，舌淡红，苔白腻，脉弦滑。

两本已固，从原意出入。

**处方一**：原方加紫丹参 90 克，桃仁 30 克，10 剂。煎服法同前。

**处方二**：鹿茸 200 克，高丽参 200 克，血琥珀 100 克，血河车 100 克，藏红花 100 克，冬虫夏草 50 克，大蛤蚧 15 对，大三七 500 克，川尖贝 50 克，沉香 50 克，紫油桂 50 克。

1 剂。制粉，3 克/次，3 次/日，热黄酒调服。

2009 年 4 月 18 日四诊：10 剂药服尽，适逢清明节，患者自行回家乡祭扫，自述驱车行几十里山路无碍，仅偶感乏力。舌淡红，苔薄白，六脉和缓滑利。

继续固护两本。

**处方**：制天雄 120 克，干姜 90 克，炙甘草 90 克，高丽参 15 克（冲），生山萸肉 90 克，生龙牡各 30 克，活磁石 30

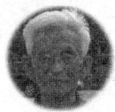

克，茯苓 45 克，泽泻 45 克，沉香 10 克，檀香 10 克，降香 10 克，生半夏 45 克，怀牛膝 40 克，五味子 30 克，砂仁米 30 克（姜汁炒），龟板 30 克，丹参 60 克，桃仁 30 克，生姜 45 克（切）。

10 剂。加水 3000ml，文火煮取 450ml，日分 3 次温服。

恩师李可先生倡导古中医学，崇尚岐黄仲景学说，认为："当心衰垂危，病人全身功能衰竭，五脏六腑表里三焦已被重重阴寒所困，生死存亡系于一发之际，阳回则生，阳去则死。非破格重用附子之纯阳之品的大辛大热之性，不以雷霆万钧之力，不能斩关夺门，破阴回阳，而挽垂绝之生命"。"人体五脏六腑，五官九窍，四肢百骸，皮毛筋骨，一处阳气不到便是病"。善用扶正温阳，化寒解凝，温通托透之法，以治沉寒痼冷之顽疾。在救治各类、各型心衰重危急症方面，用行医近六十年自创破格救心汤。

制附子 30～100～200 克，干姜 60 克，炙甘草 60 克，高丽参 10～30 克，生龙牡、活磁石各 30 克，麝香 0.5 克（分次冲服）。

不仅可以泛应曲当，救生死于顷刻，而且突破了古代医籍所载五脏绝症、绝脉等必死之症的禁区及现代医院放弃治疗的垂死病人。辨证施治，处方用药深挖经典古方原貌，用法考究。以汉代度量衡器"权"推算古方剂量，大胆突破教材药典定量，恢复仲景学说原貌。一经投用，便可一剂知，二剂已，攻无不克，使多数急危重症患者可以起死回生。

尤其认为，今人阳虚寒湿为患十占八九，真正阴虚百不见一，因此治糖尿病力主从三阴寒证立法，力斥滋阴降火之非。糖尿病初病出现三多，绝不用人参白虎、知柏六味之类，以免为治标而害本，"阳明燥热，永不敌太阴寒湿"。一用苦寒、甘寒，病机迅速转为虚化、寒化，阳明转属太阴，生化失源，首先危及两本。一旦食少便溏便自断化源，必然转化为少阴下消，至此刻，后天先天二本飘摇，久病不复成为终身痼疾。又因后天为先天之本，"三阴统于太阴"，一线生机全看胃气（中气）之强弱存亡。

因此初治即以大剂理中救胃气、生津液，合引火汤加油桂粉（相火离位，导龙归海）加乌梅敛厥阴疏泄过甚之气（手足厥阴风火相煽，宜敛不宜清）。如此，可使三多现象于10日内迅速改观，20～30日血糖水平基本达到正常。

凡误用滋阴降火之法而损及下焦元阳者，以桂附理中大剂救误，先后天并重，补火生土，以溉四旁，加龟板，砂仁纳气纳肾，以培元固本，救先天肾气，大多（除用胰岛素1年以上者）可以痊愈。

# 难证、痼疾求之于本

**韩某某，男，38岁。**

2007年7月5日初诊：饮食不慎则剧烈呕吐数十年，低血压近十年，时有腹泻，服"氟派酸"有效，夜间睡前双腿颤抖，入睡后自消，但欲寐而难寐，面色晦暗，舌质暗淡，脉浮而弱，尺脉重取则无。

元阳虚甚，火不生土。运轮复轴为旨。

**处方**：制附片75克，干姜95克，红参25克（另），生白术45克，生龙牡各30克，鹿茸粉1.5克（冲），活磁石30克，九节菖蒲10克，生山萸肉60克，五味子25克，紫油桂15克（后5分），炙甘草90克，生半夏20克，葱白3寸，生姜45克（切）。

7剂。加水3500ml，文火煮取450ml，兑入参汁，日分3次热服。

2007年7月14日二诊：自诉服至第4剂口麻、舌麻、面麻约10余秒，以左侧为甚，现诸症大减。

清阳已升，佳兆。从原意。

**处方**：上方加制附片10克，生白术45克，炙甘草30克，生半夏25克，辽细辛15克（后5分）。

7剂。加水3000ml，文火煮取450ml，日分3次热服。

后经其好友告知：一起聚餐已能大吃大喝，喝半斤多酒无碍。

**齐某某，男，57岁。**

2007年12月6日初诊：癫痫病近40年，感冒、劳累、生气后发作，面色晦暗，思维迟顿，右半身烦困。舌淡红，苔黄厚腻，脉实滑而数。

正虚邪陷，风痰阻膈，扰动清窍。扶元阳除阴邪，以求清阳自升，浊阴自降。

**处方**：麻黄15克，辽细辛45克（后5分），制黄附片30克，干姜60克，生半夏45克，乌梅60克，生山萸肉60克，活磁石29克，生龙牡各29克，炒白芥子10克，川牛膝30克，生白术45克，桂枝25克，云苓40克，葛根60克，炙甘草60克，红参25克（另），紫油桂3克（冲），生南星45克，生姜45克（切），大枣15枚（掰）。

方中附片逐日叠加6克，以知为度（瞑眩、剧烈呕吐顽痰、口麻、舌麻、肢麻、晕厥）！待服完第5剂附子加至60克时，来电告知呕吐顽痰，口麻、舌麻、右侧面部、肢体麻，尤以夜间为甚，浊阴已降，相火归根。嘱其勿惊，守方继服。待年后再见时已神清气爽，面色荣华，前述诱因再未发作。

**冀某，女，36岁，河北人，**

2008年12月1日初诊：于上月做B超查见子宫肌瘤，约2cm×3cm大小，2个。面色黧黑，脸胖肿如满月，体胖如水

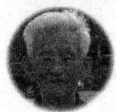

牛，一身困重，神滞。唇暗紫，舌质淡，苔黄腻，脉滑数。

询其生育情况，曾怀孕 9 次，人工流产 5 次，顺产 4 次，如此定有伤正之虞，久而久之终致正虚，寒湿诸邪困滞一身而内阻于经络血分。

施以扶正温通托透，使实邪自解。

**处方**：麻黄 10 克，辽细辛 15 克（后 5 分），制附片 45 克，干姜 30 克，桂枝 45 克，当归 45 克，吴茱萸 15 克，公英 60 克，生薏仁 40 克，桃仁 10 克，红花 10 克，红参 25 克，通草 30 克，炮姜 25 克，炙甘草 60 克，紫油桂 10 克，云苓 40 克。

7 剂。加水 3000ml，文火煮取 450ml，日分 3 次温服。

2008 年 12 月 8 日二诊：诉其服药后二便增多，自感一身轻快，服尽 5 剂后体重减轻 3 斤多。现神清气爽，舌质淡，苔腻，脉滑。

**处方**：原方加干姜 15 克，川芎 30 克，公英改为 40 克。继服 8 剂，以观效。

2008 年 12 月 6 日三诊：适逢月事至，舌质淡，苔腻，脉滑，尺脉显弱。师《内经》"开鬼门，洁净府"之意，因势利导，以引邪外出。

**处方**：麻黄 10 克，辽细辛 15 克（后 5 分），制附片 45 克，干姜 45 克，桂枝 45 克，当归 45 克，吴茱萸 15 克，公英 40 克，生薏仁 40 克，桃仁 15 克，红花 15 克，红参 25 克，通草 30 克，炮姜 25 克，炙甘草 60 克，紫油桂 10 克，云苓 40 克，川芎 30 克，苍术 15 克。

方中附子逐日叠加 5 克，暂以 60 克为度。

10 剂。加水 3000ml，文火煮取 450ml，日分 3 次温服。

2008 年 12 月 30 日四诊：一身倍感轻爽，笑言裤腰长出三寸余，面色转荣，肿胖消。复查 B 超瘤消。

**赵某，女，41 岁。**

2008 年 12 月 8 日初诊：眼患胬肉攀睛数月不详。脉沉而缓，右脉尤甚，舌质淡，苔白略腻。辨为初病寒伤在表，失治误治入于厥阴筋脉，邪实正虚，肝气不能上荣于目，实邪滞于清窍。

拙拟扶正托透，化寒解凝。以求阳光一照，雾霾尽消。

**处方**：麻黄 10 克，辽细辛 45 克（后 5 分），制附子 45 克，干姜 45 克，乌梅 30 克，生山萸肉 60 克，白蒺藜 30 克，吴茱萸 15 克，"全虫 6 克、蜈蚣 2 条"（冲），红参 30 克，当归 45 克，炮姜 25 克，枸杞子 30 克，盐补骨脂 30 克，菟丝子 30 克（酒浸一刻），仙灵脾 30 克，草决明 30 克，炙甘草 60 克。

15 剂。加水 3000ml，文火煮取 400 ml，兑入参汁，日分 3 次温服。

2008 年 12 月 25 日二诊：胬肉已消，六脉和缓从容。

**杨某，女，38 岁。**

2008 年 9 月 15 日初诊：内伤奔豚 10 年余，遍访诸医，行多种手段不见原因，行多种治疗方法乏效。询知适逢月事之际必发，发则昏厥欲死。心悸，头眩，头痛，呕吐，气上

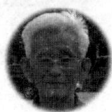

冲心，惶惶不可终日，月事过后，三五日自解。神滞，面淡肿胖如笼灰雾，唇青紫，食纳差，脉急、躁、滑、无伦，舌质红、苔黄。

辨为元气虚甚，冲壬失荣，坎阳无制，离位上奔，且正虚邪恋。遵李师破格救心汤合温氏奔豚汤意，温肾阳以纳气归根。

**处方**：制附片 100 克，干姜 90 克，生龙牡各 30 克，磁石 30 克，生山萸肉 90 克，沉香 10 克，龟板 30 克，砂仁米 10 克，怀牛膝 30 克，云苓 30 克，川芎 90 克，生晒参 30 克，怀山药 60 克，麝香 0.3 克（分冲），炙甘草 120 克，当归 45 克，煅紫石英 60 克，生姜 45 克（切），大枣 12 枚（掰），葱白 4 寸。

7 剂。加水 3000ml，文火煮取 450ml，日分 3 次温服。

2008 年 9 月 26 日二诊：药后腹胀，六脉和缓，尺弱。继扶其正。

**处方**：原方去麝香，加砂仁 10 克，木香 6 克。以助运中轴。

继服 7 剂。煎服法同前。

2008 年 10 月 12 日三诊：上方服至第 5 剂头胀、头痛。至此显露出，因正虚而深伏于内之寒与来复之正气相争之式，师麻黄附子细辛汤意，于上方加麻黄 45 克（另煎浓汁分次兑服，汗解则余药弃之不用），辽细辛 45 克（后 5 分）。

2008 年 10 月 17 日四诊：仍头痛，余症已消。扶本以治标。

**处方**：黄芪 300 克，制附片 45 克，干姜 45 克，生山萸肉 90 克，制川乌 30 克，黑小豆 45 克，地龙 30 克，蜂蜜 150 克，薄荷 10 克，炙甘草 60 克，桃红各 10 克，生姜 45 克（切），大枣 12 枚（掰）。

7 剂。加水 3000ml，文火煮取 450ml，日分 3 次温服。

2008 年 10 月 23 日五诊：神情爽朗，诸症均愈，脉缓弱。久病、久治初愈，伏邪尽退，元阳归位，运中轴以溉养四旁，调畅一身。

**处方**：制附片 45 克，生白术 45 克，干姜 45 克，乌梅 30 克，沉香 10 克，生山萸肉 90 克，红参 30 克，炙甘草 45 克。

20 剂。加水 2000ml，文火煮取 300ml，日分 3 次温服。

随访 2 年余未再复发。

**刘某，男，39 岁。**

2008 年 1 月 7 日初诊："乙肝、大三阳、胆结石" 3 年。面色灰暗，神滞，一身乏力，舌质淡，苔白腻，齿痕，双脉软、滑，尺部尤弱，手足心热，日行稀便 3 次。

阳损于下，火不生土，中土失运。治本。

**处方一**：制附片 90 克，生白术 45 克，干姜 100 克，高丽参 25 克（另），生山萸肉 60 克，紫油桂 15 克（后 5 分），龟板 30 克，乌梅 30 克，五味子 30 克，金钱草 60 克，鸡内金 30 克，生半夏 30 克，炒白芍 30 克，砂仁米 30 克，大熟地 60 克，云苓 40 克，泽泻 30 克，炙甘草 100 克，生姜 45 克（切），大枣 15 枚（掰）。

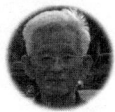

30 剂。加水 3500ml，文火煮取 450ml，兑入参汁，日分 3 次温服。

方中附子逐日叠加 10 克，以 200 克为度。

**处方二**：鹿茸尖 200 克，大三七 100 克，血琥珀 100 克，血河车 100 克，冬虫夏草 50 克，灵芝孢子粉 100 克，高丽参 100 克，川贝母 60 克，大蛤蚧 10 对，油桂粉 50 克。

1 剂。制粉，每次 5 克，每日 2 次，热黄酒调服。

2008 年 12 月 9 日二诊：自诉服药后神爽体健，于夏来时曾于山医某医院体检，"大三阳转阴"，庆幸之余，常常酗酒，熬夜打麻将，终于近日复感不适。于山医某医院查见"脂肪肝、高血脂、高胆固醇、大三阳"等。现面色黧黑，食纳尚可，但欲寐而夜卧早醒不能眠，大便日行 2 次，舌质淡，苔薄，脉浮、躁、急，按之散。

《内经·上古天真论》曰："男子，五八，肾气衰，发堕齿槁"。其今已入不惑，肾气始衰，更加重病、久病，尔却生活失制，必伤元气，致一身气机失常。

治以扶元阳固肾气，使阴邪自退。

**处方**：制附片 45 克，生白术 45 克，干姜 60 克，生山萸肉 90 克，高丽参 30 克（另），生龙牡各 20 克，活磁石 20 克，乌梅 30 克，怀山药 60 克，云苓 40 克，泽泻 30 克，怀牛膝 30 克，当归 45 克，炒白芍 45 克，生半夏 45 克，鹿茸粉 3 克（冲），高粱米 45 克，炙甘草 60 克，生姜 45 克（切）。

30 剂。加水 3000ml，文火煮取 400ml，兑入参汁，日分 3 次温服。

李某某，男，57 岁。

2008 年 10 月 14 日初诊："高血压、风湿性心脏病" 10 年（青年时于田间劳作突淋暴雨），"主动脉瓣狭窄关闭不全，二间瓣关闭不全"，多次住院诊治乏效。今年复加"Ⅱ型糖尿病"，胸闷、胸痛、烦燥不安，劳则加重，畏寒，夜卧盖多层棉被仍觉一身寒冷，难以入睡，多梦不宁，食纳可，大便日一行，夜尿二、三次。右脉浮躁，重取则无，左脉弦滑，重取则微。口干渴多饮，舌质红艳，中前无苔，根白腻。

我国北方地区，暴雨多发于夏季，此时人体阳气多浮于外而内虚，呈外热内寒之局。复加炎热玄府多开，突降暴雨多有寒邪直中三阴之虞。若本气旺，或施治得法，则邪从热化汗出而解，若正虚或误治、失治则邪从寒化或入里而久伏于体内，久之，伤于脏腑则生不测。今人已近八八之年，一身空虚，邪实不去而正气更衰。

治当扶正气固元阳以托伏邪尽出，舒经络和脏腑以调畅一身。

**处方一**：麻黄 10 克，制附片 60 克，辽细辛 15 克（后 5 分），干姜 45 克，生山萸肉 90 克，生龙牡各 30 克，活磁石 30 克，薤白 30 克，桂枝 30 克，檀、降、沉香各 10 克，制川乌 30 克，防风 20 克，黑小豆 45 克，生黄芪 200 克，大熟地 60 克，怀山药 60 克，红参 25 克（另），九节菖蒲 10 克，炙甘草 100 克，生姜 45 克（切），大枣 12 枚（掰）。

15 剂。加水 3000ml，文火煮取 400ml，兑入参汁，日分 3 次温服。

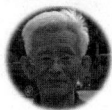

**处方二**：高丽参 200 克，鹿茸尖 100 克，血琥珀 100 克，大三七 500 克，藏红花 100 克，紫油桂 50 克，沉香 50 克，血河车 100 克。

1 剂。制粉，每次 3 克，每日 3 次，热黄酒调服。

2008 年 10 月 29 日二诊：服药后津津汗出，每日畅泻黑稀便一、二次，烦躁、不寐、口渴多饮、多梦已除，胸闷、胸痛大减。每日卯时咳嗽、咳痰。双脉实滑，舌质红艳、中前无苔、根白腻。

正气来复，邪有出路。从原意出入。

**处方**：麻黄 6 克，制附片 60 克，辽细辛 15 克（后 5 分），生山萸肉 90 克，生龙牡各 30 克，薤白 30 克，桂枝 45 克，檀、降、沉香各 10 克，制川乌 30 克，防风 20 克，黑小豆 45 克，生黄芪 250 克，大熟地 90 克，怀山药 60 克，红参 25 克（另），九节菖蒲 10 克，炙甘草 100 克，干姜 45 克，活磁石 30 克，紫油桂 1.5 克（米丸先吞），生姜 45 克（切），大枣 12 枚（掰）。

15 剂。煎服法同前。

2008 年 11 月 14 日三诊：自诉服至第 3 剂时，于当日时感胸部痛约 1 秒余，旋即痛消，仍每日畅泻黑稀便一、二次，六脉和缓有力，舌质红，苔薄腻。

未时，金气当令。今邪实已去，经脉自通，相火得肺金自降。故当因势利导。

**处方**：原方去麻黄、防风、生姜。加乌梅 30 克，生山萸肉 30 克。

继服 30 剂。煮服法同前。

2008 年 12 月 28 日四诊：胸痛已消，脉象和缓滑利，舌质红，苔薄。

原方去油桂，加怀山药 30 克补己土润肺金，以治节一身。

病家于 2009 年 5 月份来访，自诉诸症均愈。

**郭某，男，52 岁。**

2008 年 12 月 2 日初诊："酒精性肝硬化，肝功能失代偿期，Ⅱ型糖尿病，上消化道出血，失血性贫血"。2008 年 11 月 10 日入住山医某医院，经治血止。面色晦暗呈"贫血貌"，神滞，言语低微，下肢太阴、少阴经循行处肿，晨起颜面胖肿，肢冷畏寒，食纳可，大便调，夜尿二次，舌质淡白，有裂纹、齿痕，左脉滑弱，尺脉浮，右脉浮、实而滑。

《内经》曰："水谷之寒热，感则害人六腑。"其嗜酒无度，六腑伤则五脏化源不足，故而致脏腑皆伤。脏腑伤则精气化源不足，精气亏则不能温化一身。治以培元固本。

**处方一**：制附片 45 克，白术 45 克，干姜 45 克，红参 30 克（另），当归 45 克，生山萸肉 60 克，生黄芪 100 克，姜炭 15 克，鹿角胶 15 克（烊化），沉香 6 克，怀山药 60 克，云苓 40 克，泽泻 40 克，怀牛膝 40 克，炙甘草 90 克，紫油桂 6 克（后 5 分），砂仁米 20 克（姜汁炒），生半夏 45 克，生姜 45 克（切）。

10 剂。加水 3000ml，文火煮取 400ml，兑入参汁，日分 3 次温服。

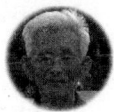

**处方二**：鹿茸 200 克，高丽参 200 克，血河车 100 克，血琥珀 100 克，大三七 100 克。

1 剂。制粉，每日 3 次，每次 5 克。

2008 年 12 月 7 日二诊：上方服尽 2 剂，便开始畅泻黑稀水便数次，腹中雷鸣作响，频频矢气。现已精神转佳，食纳大增，肿消。六脉和缓滑利，舌质显荣，苔薄白，稍有裂纹、齿痕。从原意出入。

**处方**：制附片 45 克，生白术 45 克，干姜 45 克，红参 30 克（另），当归 45 克，生山萸肉 30 克，生黄芪 120 克，吴茱萸 15 克，鹿角胶 24 克（烊化），炮姜 25 克，沉香 6 克，怀山药 60 克，砂仁米 30 克（姜汁炒），怀牛膝 40 克，紫油桂 6 克（后 5 分），生半夏 60 克，麻黄 6 克，炙甘草 90 克，生姜 45 克（切）。

10 剂。加水 3000ml，文火煮取 400ml，兑入参汁，日分 3 次温服。

后其家人来电告知已愈。

**郭某，男，62 岁，太原人。**

2009 年 3 月 4 日初诊："心脏左分支传导阻滞"近 2 年，频发胸痛，一身肿胖，面色灰暗，舌体胖大、齿痕，苔腻略黄，脉急、滑。

辛苦之人，高年阳衰，寒湿困阻，且正虚邪陷。

扶正气以鼓邪外出。

**处方**：制附子 45 克，干姜 30 克，红参 30 克（入煎），沉香 10 克，砂仁 10 克，紫油桂 10 克（后 7 分），丹参 60

克，生半夏 45 克，薤白 25 克，生龙牡各 30 克，活磁石 30 克，生山萸肉 90 克，炙甘草 60 克，生姜 45 克（切），檀香 10 克，降香 10 克。

5 剂。加水 3000ml，文火煮取 450ml，日分 3 次温服。

2009 年 3 月 8 日二诊：服药后痰多，便稀，从原意。

方中干姜改为 45 克，制附片改为 60 克，且逐日叠加 10 克，暂以 100 克为度。

继服 5 剂。煎服法同前。

2009 年 3 月 13 日三诊：服药后呕吐白色泡沫痰，自感胸胁有气走窜疼痛，原方加桂枝 25 克。

继服 10 剂，煎服法同前。

2009 年 4 月 2 日五诊：上方服过 5 剂后呕吐白色泡沫痰，旋即痛消，胸中畅快。舌体仍大，脉实滑。

予以继服 5 剂。

2009 年 4 月 8 日五诊：于昨晚剧吐白色粘痰、泡沫痰，畅泻黑水便，胸中、一身大快，现一身肿胖已消，舌体变小，苔薄白，六脉和缓滑利。

固正气调畅一身。

**处方**：制附片 100 克，干姜 45 克，红参 30 克，沉香 10 克，砂仁 10 克，紫油桂 10 克（后 7 分），丹参 60 克，生半夏 45 克，赤芍 45 克，薤白 25 克，生龙牡各 30 克，活磁石 30 克，生山萸肉 90 克，炙甘草 60 克，檀香 10 克，降香 10 克，生姜 45 克（切）。

5 剂。煎服法同前。

# 从"两本"看有碍身心健康的
# 社会现象

 

中医源于认识自然、源于生活实践和生产实践，然后再反过来用以指导人类更好的认识自然适应自然的千变万化，以便更好的去从事生活和生产实践，循环往复，逐步走向成熟与完善。有例为证，比如古人认识了一年四季的气候变化规律，便是春天播种以使庄稼能在夏季得到充分的成长，至秋季果实成熟便开始收获，冬季足不出户就可以享用备藏之食。这是用以生活和生产劳作。那么用以养生，便可用以"春夏养阳，秋冬养阴"这八个字来概括。《黄帝内经·四气调神大论》是这样讲的：

春三月，此谓发陈，天地具生，万物以荣，夜卧早起，广步于庭，被发缓形，以使志生，生而勿杀，予而勿夺，赏而勿罚，此春气之应，养生之道也。逆之则伤肝，夏为寒变，奉长者少。

**浅释：** 春季的三个月，谓之发陈，是推陈出新生命萌发的时节，天地自然，富有生气，万物欣欣向荣。此时，人们应该入夜即睡眠，早些起身，披散开头发，宽松衣带，使形体舒缓，放开步子，在庭院中漫步，使精神愉快，胸怀舒畅，保持万物的生机，不要滥行杀伐，多给与，少敛夺，多奖励，少惩罚，这是适应春季的气候，保养生发之气的方法，如果违逆了春生之气，便会损伤肝，提供给夏长之气的条件不足，到夏季就会发生寒性病变。

夏三月，此谓蕃秀，天地气交，万物华实，夜卧早起，无厌于日，使志无怒，使华英成秀，使气得泄，若所爱在外，此夏气之应，养长之道也。逆之则伤心，秋为痎疟，奉收者少，冬至重病。

浅释：夏季的三个月，谓之蕃秀，是自然万物繁茂秀美的时节，此时，天气下降，地气上升，天地之气相互交融，植物开花结果，长势旺盛，人们应该在夜晚睡眠，早早起身，不要厌恶白天的时间长，情志应保持愉快，切勿发怒，要使精华之气适应夏气以成其秀丽，使气机渲泄通畅，有如对外界事物有浓厚的兴趣。这是适应夏季的气候，保护长养之气的方法。如果违逆了夏长之气，就会损伤心，提供给秋收之气的条件不足，到秋天容易发生疟疾，冬天再次发生疾病。

秋三月，此谓容平，天气以急，地气以明，早卧早起，与鸡俱兴，使志安宁，以缓秋刑，收敛神气，使秋气平，无外其志，使肺气清，此秋气之应，养收之道也。逆之则伤肺，冬为飧泄，奉藏者少。

浅释：秋季的三个月，谓之容平，自然景象因万物成熟而平定收敛，此时，秋高风燥、气爽，人应早睡早起，和鸡的活动时间相仿，以保持神志的安宁，减缓秋季肃杀之气对

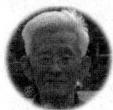

人体的影响，收敛神气，使其吸入之秋气能平定下来，不使神思外驰，以保持肺气的清肃功能，这就是适应秋季的特点而保养人体肺气收敛的方法。若违逆了秋收之气，就会伤及肺，提供给冬藏之气的条件不足，冬天就要发生飧泄病。

冬三月，此谓闭藏，水冰地坼，无扰乎阳，早卧晚起，必待日光，使志若伏若匿，若有私意，若已有得，去寒就温，无泄皮肤，使气亟夺，此冬气之应，养藏之道也。逆之则伤肾，春为痿厥，奉生者少。

浅释：冬天的三个月，谓之闭藏，是万物蛰藏生机的时节，当此时节，水冰地裂，人应该早睡晚起，待到日光照耀时起床才好，不要轻易的扰动阳气，要使神志朦胧安藏于内，象有私藏之意一样，要避寒就温，不要使皮肤外露而令阳气不断的损伤，这是适应冬季的气候而保养人体闭藏机能的方法。违逆了冬令的闭藏之气，就要损伤肾，提供给春生之气的条件不足，春天就会发生痿厥之疾。

随着人类的文明不断的进步，社会不断的前进发展，生活水平与生活条件不断的提高，那么现代人类为什么又会病龄长、患病率高、疾病谱又广了呢？甚至有多数人的身体处于亚健康状态？《黄帝内经·上古天真论》已早有警世之言：

昔在黄帝，生而神灵，弱而能言，幼儿徇齐，长而敦敏，成而登天。乃问于天师曰：余闻上古之人，春秋皆度百岁，而动作不衰；今时之人，年半百而动作皆衰者，时世异耶？将人失之耶？岐伯对曰：上古之人，其知道者，法于阴阳，和于术数，食饮有节，起居有常，不妄作劳，故能形与神俱，而尽终其天年，度百岁乃去；今时之人不然也，以酒为浆，以妄为常，醉以入房，以欲竭其精，以好散其真，不知持满，不时御神，务快其心，逆于生乐，起居无节，故半百而衰也。

**浅释：**从前的黄帝，生来十分聪明，很小的时候就善于言谈，幼年时对周围事物领悟的很快，长大之后，既强壮又机智灵活，及至成年之时，登上了天子之位。他向岐伯问道：我听说上古时候的人，年龄都能超过百岁，动作不显衰老；现在的人，年龄刚至半百，而动作就都衰弱无力了，这是由于时代不同所造成的呢，还是今天的人们失于养生所造成的呢？岐伯回答说：上古时候的人，那些懂得养生之道的，能够取法于天地阴阳自然变化之理来调和其养生的方法，饮食有所节制，作息有一定规律，既不妄事操劳，又避免过度房事，所以能够形神俱旺，活到天赋的自然年龄，超过百岁才离开人世，现在的人就不是这样了，把酒当水浆，滥饮无度，使反常的生活成为习惯自然，醉酒行房，因恣情纵欲而使阴精竭绝，因满足其嗜好而耗散真气，不知谨慎地保持精气的饱满，不善于驾精神需求而贪求心志的一时之快，违逆正常的生活规律而乐，贪图享受，起居作息，毫无规律，所以到半百之年就衰老了。

时过境迁几千年，现代社会的某些生活环境与生活方式，食品、酒水、饮料等，给人类带来的健康有多少呢？

另外，双黄连口服液并不是四季的感冒都能治，清开灵注射液，清开灵口服液也不是什么"热"都能退，牛黄解毒片（丸）、三黄片等，也不是什么"火"都能下。一些所谓

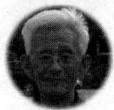

的中药制剂及保健品，也不是象说的那样功效神奇。中药必须在正确的中医理论指导下使用，否则，也会伤及人的"两本"。正如《内经》所言："不知是者，不足以言诊，足以乱经"。

# 由医生到追思者

## ——一例急危重症医案全记录及思考

**某老先生，男，90岁。**

2009年12月26日初诊于北京解放军某总医院老干病房：

少阳阳明日晡所发潮热（38℃～39℃），于今年5月辗转住院治疗，行各种手段治疗8个月余乏效。患者苦卧于病榻，面色失荣，食纳差，大便粘滞不爽。左脉浮、弦、滑，右脉浮滑而弱，皆露尺。舌红，苔黄腻（西医症治见后叙）。

遵《内经》急则治标，兼顾其本为旨，以大、小柴胡及桂枝汤意化裁。

**处方**：生晒参45克，干姜25克，炙甘草45克，制附子23克，生半夏45克，生山萸肉60克，乌梅45克，米砂30克，大黄15克（后1分），生姜45克，赤芍45克，炒麦芽60克，生白术60克。

5剂。加水2000ml，文火煮取300ml，日分3次温服。

嘱其家属，若服尽5剂，热退、便通、食纳增便可出院回家调养。可惜，因种种原因酿下第一大祸，有家属自述及后附院方病历为证：

"2009年12月28日开始服用，服用后感觉很舒服，27

165

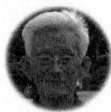

日体温 37.6℃，28 日服用中药后体温正常。12 月 28 日至 2010 年元月 6 日，一直服用上述药方。元月 7 日由于天冷，感冒（此时正值甲流大流行，北京普降暴雪），肺部感染加重，元月 17 日由于痰多、二氧化碳储溜超标，转 ICU 病房上呼吸机两天后脱机，元月 23 日齐大夫从山西来医院看后服用下方：

2009 年 1 月 23 日二诊：服上方 5 剂后热退、便通、食纳增，概患者家属处于病重八个月的恐惧未出院。复发热后见痰喘不宁，面晦，呼吸急促，神昏，属小青龙变证、重证，然久病重证本气已衰，祛邪更重于固本。

**处方一**：麻黄 10 克，桂枝 15 克，辽细辛 15 克，干姜 15 克，生半夏 30 克，北五味 12 克，生晒参 45 克，炙紫菀 15 克，炙冬花 15 克，生山萸肉 90 克，乌梅 45 克，炙甘草 60 克，制天雄 15 克，茯苓 60 克，生姜 45 克，杭芍 45 克，竹沥水 60 克（兑入），麝香 0.3 克（首次顿冲）。

5 剂，加水 2500ml，文火煮取 300ml，日分 3 次温服。

服药期间若证见趋于热化（发热），则入生石膏 30 克，中病热退，余药弃之不用。

**处方二**：热退，痰净，喘定用下方：高丽参 30 克，生白术 90 克，干姜 45 克，生北芪 45 克，生山萸肉 90 克，乌梅 45 克，生半夏 45 克，制天雄 15 克，生姜 45 克。

元月 26 日家属来电告知服药期间未见发热，发热、喘息减轻、神清，但乏力纳差。于上方 1 加生北芪 200 克，大枣 12 枚（掰）。

1月28日电话告知昨晚汗出、排黑稀便，小便三四次，痰喘近乎消失，面色转佳，仍乏力少气。生北芪改为300克，去竹沥水、茯苓、麝香，继续服用。

"服用上方至1月29日，家父已明显好转。喘息减少，痰也渐少，到元月30日医院已取消了病重，改为普通护理。（笔者注：此前院方已下病危通知书。并口头传达家属'已使用了世界上顶级的抗生素，已经尽力了'。）2月4日家父病情又有反复，从2月2日高热3天不退，服用齐大夫从山西发来的药方：

**处方一**：大熟地90克，天冬、麦冬各30克，茯苓25克，北五味子6克，盐制巴戟肉40克，童便60克（兑入），制天雄15克，怀山药60克。

5剂，加水1500ml，文火煮取200ml，兑入童便，于子、午初刻分服。

**处方二**：生晒参45克，生白术45克，干姜45克，炙甘草45克，生山萸肉90克，乌梅45克，制天雄30克，磁石30克，生龙牡各30克。

5剂，加水2000ml，文火煮取300ml，每日早晚分服。

服用方后家父体温逐渐降了下来，在此前后三两次消炎痛栓已不管用。一直服用上方至2月10日，咳嗽少了、痰少了，已经不再发热。

2月11日，来电告知患者病情已稳定并好转，食纳差。院方认为抗生素连用月余，若再用会有百害而无一益，建议

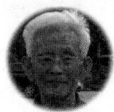

停用抗生素服用中药。

两本虚极。于方2加炒麦芽60克，盐骨脂30克。

**处方**：菟丝子30克，仙灵脾30克，白术15克，核桃6枚。制天雄改为45克并日加5克，以60克为度。生晒参改为高丽参30克，加干姜45克，炙草15克，生黄芪120克。煎服法同上。

2月13日（除夕夜），家属电话告知患者已能离床、下地，由家人略作搀扶走路。2月17日（年初四），第三次会于医院病房，病人自坐于沙发，神清气爽，言语有力，食纳好，二便调，已能自行走路。垂死之命得以挽回，两本已固。嘱其速出院回家调养，惜未能成行，险筑大祸。

3月23日，由于天气寒冷，家父又感冒了，发烧、白细胞上升，采取了输液治疗，但自行服用中药后血色素不再下降。服用下面齐大夫药方：

**处方**：生晒参20克（单炖），生白术60克，炙甘草45克，生山萸肉60克，生龙牡各30克，磁石30克，炒麦芽45克，仙灵脾15克，菟丝子15克，补骨脂15克，款冬花15克，紫菀15克，生黄芪120克，麦冬15克，川朴15克，炒白芍15克，天雄25克，干姜45克。

5剂。

（齐大夫出国，此方3月18日由某医生作了调整）

3月26日，齐大夫来京对家父诊治，开始服用以下药方：

3月21日，四时八节为春分，阴阳离，厥阴生少阴。厥阴风木源于坎，今高年久病坎中虚，风木升发失制，具龙火上奔之势，本虚标实，医者误标忘本，有伤正之虞。

**处方**：高丽参30克（另），生白术90克，干姜60克，炙甘草60克，制天雄45克，生龙牡各30克，磁石30克，生山萸肉120克，乌梅45克，炒麦芽60克，枸杞子30克，仙灵脾30克，补骨脂30克，菟丝子30克，大熟地90克，生半夏65克，砂仁米30克（姜汁炒），生姜75克（切），北五味35克。

15剂。加水3000ml，文火煮取400ml，兑入参汁，日分3次温服。

方中制天雄日加5克，以90克为度！

此药方一直吃到4月16日家父出院，体温不再升高，不咳嗽、不气喘，直至5月12日家父因带状疱疹住院时，肺部也没有明显喘息声，体温也不高，血色素11克，白细胞4千。

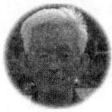

4 月 28 日到京出诊，其子女说患者已每天在家高兴的唱京戏。"

附院方住院志：

## 中国人民解放军北京某某医院住院志

姓名：某某　　病区：某科病房　　床号：某某　　住院号：某某

### 再次（多次）入院记录

姓　　名：某某　　　　　　　性　　别：男

年　　龄：90　　　　　　　　婚姻状况：已婚

出 生 地：某某　　　　　　　职　　业：军人

入院日期：2010 年 3 年 12 日　　病史陈述者：家属代述

记录时间：2010 年 3 月 12 日　　11：08：45

主　　述：间断寒战、发热、咳嗽、咳痰 10 月余

现病史：患者 2009 年 5 月 16 日于某某解放某某医院住院体健，1 周后无明显诱因开始出现寒战、发热，知本次入院前共出现 7 次发热，两次发热之间多隔 7～10d，多伴有、胸闷、喊出、咳嗽、咯黄白色痰，无胸痛，无神志异常，多在下午出现，持续 2～4d，一般 2d 左右升至高峰，坐高体温可至 39.5℃左右，应用柴胡注射液、非甾体类抗炎药等可好转，应用阿奇霉素及头孢类抗生素未见明显好转；于某某医院住院期间查多次痰未见明显致病菌及抗酸杆菌，ANA 抗体

谱未见异常，血常规多次示 WBC2.3～3.5×10.9/L，Hb 多在 84～89g/L，胸部 CT 可见双肺间质改变合并局限性改变，左侧下叶心影后结节状密度增高影，考虑来源于胸膜占位，又肺尖陈旧性结核，双侧心包影略增厚，双侧胸膜局限性肥厚，作出胸腔少量积液。为进一步系统诊疗，于 2009 年 8 月 5 日由门诊收入我科。2009 年 8 月 18 日无明显诱因出现寒战、发热，当时血培养可见人葡萄球菌，由于退热后患者未见特殊不适，考虑不除外血培养结果污染可能，为应用抗生素治疗，并密观患者病情变化。2009 年 8 月 25 日夜间患者受凉后出现咳嗽、咳痰加重，伴有喘息、发热。血培养仍示人葡萄球菌，先后予以莫西沙星、特治星抗感染、加强支持等治疗，但患者症状未见缓解，予以调整抗生素种类并请药学室会诊。患者贫血明显予以输注悬浮红细胞后，患者贫血症状明显缓解。患者肺部感染明显好转，但仍间断发热，坐高体温 58.5℃，伴有畏寒，无咳嗽、咳痰加重，予退热后好转。患者病情逐渐缓解，于 2009 年 09 月 21 日停用抗生素。2009 年 1 月 1 日患者因受凉后再次出现发热，经抗感染 10 天后好转，但停用抗生素后即出现高热，请血液科会诊后予以美罗培南、替考拉宁、伏立康唑抗感染 11 天好转。但患者仍间断出现高热，仍需退热后可缓解，复查胸部 CT 示：左下肺结节，双肺间质纤维化伴感染，纵隔淋巴节肿大，与 2009 年 10 月 13 日 X 线片比较两肺部感染略重，左肺结节未见明显变化。但患者发热时无明显咳喘、咳痰，肺部啰音较前未见明显增加，且患者既往 COPD、肺间质改变等病史，考虑患者

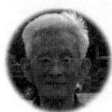

发热与肺部感染加重无明显相关，予以口服中药去湿清热、降气化痰等治疗后发热较前减轻，精神好转。2010 年 1 月 7 日始患者再次出现咳嗽明显，痰粘难咳，间断喘息、发热，查体双肺干鸣音较前明显增多；胸片等易提示患者肺部感染加重，予以头孢美唑、盐酸莫西沙星等抗炎诊疗。患者由于合并 COPD、MDS，肺部感染极难控制，肺部感染加重并 $CO_2$ 潴留明显，出现烦躁、喘息加重，血压明显升高、心率明显增快；2010 年 1 月 17 日查血气分析示：pH7.23，$PCO_2$ 104mmHg，$PO_2$ 219 mm Hg（吸氧 2L/min），考虑 Ⅱ 型呼吸衰竭，予以经口气管插管并接呼吸机进行机械通气，同时当日予以留置锁骨下深静脉导管。患者机械通气后，$CO_2$ 潴留改善明显，神智好转，血压、心率恢复正常；患者清醒后烦躁明显，间断予以镇静：患者自主呼吸较强，多次 复查血气分析 pH、$CO_2$ 潴留、$SPO_2$ 等明显改善，并且试行脱机后血压 120/70 mm Hg 左右、心率 80～90 次/min，血气分析可见 $PCO_2$ < 60 mm Hg，于 2010 年 1 月 20 日予以拔除气管插管，其后多次复查血气分析 $PCO_2$ 均 < 60 mm Hg，血压 95～120/60～70 mm Hg 左右、心率 75～80 次/min，$SPO_2$ 在 95～100%。**其后患者仍间断出现发热，间断咳喘，痰粘难排，2010 年 1 月 23 日后患者家属自行加用中药口服后患者发热、咳痰、咳喘等逐渐减轻。2010 年 2 月 11 日停用抗生素。其后患者病情相对稳定，未出现发热，咳嗽、咳痰、咳喘未见加重，未出现喘息、呼吸困难。**由于患者住院时间过长，予以办理出入院周转手续入院。起病以来患者精神萎靡、食欲尚可，留置胃管，进行管饲饮

食，寐可，小便略频，大便尚可。

既往史：1974 年因"肝炎"出现腹水，经治疗已愈。1986 年 3 月于武汉行右侧肺叶切除。近 6 年现糖尿病，间断应用降糖药，目前应用格列吡嗪控释片及阿卡波糖，餐后 2h 血糖多在 7～13mmol/L，入院前于某某医院查糖化血红蛋白 5.2/%。入院 3 年前患者多次体检发现白细胞、贫血，2009 年 9 月 10 日骨穿后查骨髓象检查示：不除外 MDS；请血液科会诊后于 2009 年 9 月 16 日再次行骨穿，复查查骨髓象显示：于 09 年 10 日相比骨髓增生明显活跃，仍可见到病态造血像，请结合临床分析。骨髓病理：（骨髓穿刺）少许骨及骨髓组织，骨髓增生活跃，造血组织约占 40%，造血细胞三系各阶段均见，比例及形态未见明确异常，未见纤维组织增生。请结合临床及骨髓涂片综合考虑；免疫组化：CD15（较多 +），CD34（个别 +），CD61（散在 +），CD253（较多 +），MPO（+），Lysozme（较多 +）。于道培医院查骨髓染色体核型：46，XY，del（9q22 - 3）〔70〕/46，XY，〔6〕. 请协和医院科会诊患者 MDS 诊断明确，无需特殊干预，注意预防感染，如患者 Hb 降至 80g/L 左右时，及时输血，并可加用大剂量 EPO 治疗（40000～60000/W）至 Hb 接近正常即可，必要时复查骨髓象、骨髓病理、骨髓染色体检查等。患者上传入院复查胸部 CT 可见左侧甲状腺肿大，复查甲状腺功能未见异常，甲状腺核素显像：甲状腺左叶冷结节，亲肿瘤显像可见局部代谢活跃，必要时进行活检明确病理，甲状腺摄碘功能为正常低值。另有前列腺增生、冠心病、I 度房室传导阻滞、

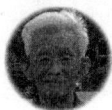

腔隙性脑梗塞、贫血、痛风、慢性阻塞性肺病、白内障、副鼻窦炎病史多年。否认疟疾、菌痢等传染病史。预防接种史不详。否认药物过敏史。

个人史：生于原籍、无粉尘、毒物、放射性物质接触史，无传染病接触史，无疫区接触史，无烟酒嗜好。

婚姻史：适龄结婚，子女及配偶体健。

家族史：否认家族中有遗传病史、传染病、特殊疾病史。家族中无类似患者。

## 体 格 检 查

体温 37℃，脉搏 64 次/分，呼吸 20 次/分，血压 120/50mmHg。

发育正常，消瘦，面容正常，自主体位，轮椅推入，神志清晰，语言流利，语调正常，应答切题，检查配合。皮肤色泽正常，无黄染、皮疹及下皮出血。毛发分布正常，皮肤温度、湿度正常，弹性好，皮肤无水肿，无肝掌、蜘蛛痣及皮下结节。全身浅表淋巴结无肿大。

头颅大小正常，无畸形及肿块。眼睑无水肿，巩膜无黄染，双侧瞳孔等大等圆、对光反射灵敏。双侧耳廓正常无畸形，外耳道无异常分泌物，乳头无压痛，鼻腔通气良好，副鼻窦无压痛，左侧鼻孔留置胃管。咽部无充血，扁桃体不肿大。颜面部外形对称、无畸形，口唇无发绀，口腔无特殊气味。舌苔正常，伸舌无偏斜，口腔黏膜无溃疡，牙龈无出血，无龋齿。颈软、双侧对称，颈静脉无怒张，气管居中，甲状腺不肿大，未触及结节。

　　胸廓对称无畸形，右侧胸壁可见长约25cm手术瘢痕，双肺呼吸运动对称，呼吸运动及呼吸频率正常。双肺语颤和语音传导正常，无胸膜摩擦感，胸壁和肋骨无压痛，胸骨无叩痛，双肺叩诊清音，听诊呼吸音清晰，双下肺可闻及哮鸣音极细湿啰音。

　　心前区无隆起及凹陷，心尖搏动位于第五肋间左锁骨中线内1cm，搏动范围正常，心前区未触及震颤和心包摩擦感，心相对浊音界正常，心率64次/分，心律齐，各瓣膜区未闻及心脏杂音。双侧桡动脉搏动强弱正常、对称，脉律规则。无洪脉、细脉、水冲脉、交替脉、奇脉、迟脉和重搏脉，动脉壁光滑，柔软，弹性好。未闻及枪击音、Duroziez双重杂音、毛细血管搏动征和动脉静脉杂音。

　　腹部平坦，腹式呼吸存在，无腹壁静脉曲张，剑突下压痛，未触及包块。肝脾肋下未触及，未触及胆囊，Murphy征阳性。腹部鼓音区正常，无移动性浊音。肝上界位于右锁骨中线第5肋间，下界位于右季肋下缘，肝区无叩痛，脾浊音区正常，胆囊区无叩痛。肠鸣音正常，未闻及血管杂音及摩擦音。

　　肋脊角及腰部无隆起，无腰大肌刺激征。平卧位肾脏为触及。季肋点、上输尿管点、中输尿管点、肋脊点和肋腰点无压痛。肋脊角无叩击痛。剑突下、肋脊角未闻及血管杂音。耻骨上区无膨隆、无压痛，未触及包块。

　　肛门、外生殖器未查。

　　脊柱、四肢无畸形及压痛、叩击痛，关节无红肿、活动

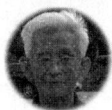

自如。双下肢轻度指凹性浮肿。足部皮肤色素沉着，干燥、脱屑。四肢肌力、肌张力未见异常，双侧肱二、三头肌腱反射正常，双侧膝、跟腱反射正常，Babinski征阳性。

### 辅 助 检 查

2010 年 03 月 11 日（我院）血常规 WBC3.37 × $10^9$/L，N59.7% 粒细胞数绝对值 2.0 × $10^9$/L，L32.3%，RBC3.1 × $10^{12}$/L，HCT 0.29，Hb100g/L，PLT184 × $10^9$/L；胸片：双肺间质告便伴感染，与 2010 年 3 月 1 日片比较左肺透过度增加；2010 年 03 月 12 日痰涂片：未见真菌，可见革兰阴性杆菌；ECG：窦性心律，T 波改变。

| 最后诊断：（2010 年 03 月 15 日） | 初步诊断： |
|---|---|
| 1. 肺部感染 | 1. 肺部感染 |
| 2. 骨髓增生异常综合征 | 2. 骨髓增生异常综合征 |
| 3. 慢性阻塞性肺病 | 3. 慢性阻塞性肺病 |
| 4. 冠状动脉粥样硬化心脏病 | 4. 冠状动脉粥样硬化心脏病 |
|     4.1　Ⅰ度房室传导阻滞 |     4.1　Ⅰ度房室传导阻滞 |
|     4.2　心功能Ⅱ级 |     4.2　心功能Ⅱ级 |
| 5. 2 型糖尿病 | 5. 2 型糖尿病 |
| 6. 痛风 | 6. 痛风 |
| 7. 腔隙性脑梗死 | 7. 腔隙性脑梗死 |
| 8. 甲状腺结节 | 8. 甲状腺结节 |
| 9. 副鼻窦炎 | 9. 副鼻窦炎 |
| 10. 白内障 | 10. 白内障 |
| 11. 前列腺增生症 | 11. 前列腺增生症 |

经治医师：某某　手签：　　　　　经治医师：某某　手签：

2010 年 6 月 10 日　　　　　　　2010 年 6 月 10 日

上级医生：某某　手签：　　　　　上级医生：某某　手签

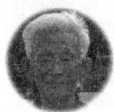

中国人民解放军北京某某医院住院志

姓名：某某　病区：某科病房　床号：某某　住院号：
某某

## 入院记录

姓　名：某某　　　　　性　别：男

年　龄：90　　　　　　婚姻状况：已婚

出 生 地：某某　　　　职　业：军人

入院日期：2010 年 6 月 8 日病史陈述者：本人

记录时间：2010 年 6 月 8 日　13:58:11

**主　述：发热伴咳嗽、咳痰、憋喘 27 天**

**现病史**：患者 2010 年 5 月 12 日病人无明显诱因出现右上臂外侧皮肤族状透明水疱，考虑为带状疱疹，住某某医院住院治疗，次日病人出现发热，伴有咳嗽、咳痰，痰色又白变黄，并出现喘憋，体温 37℃逐渐上升，最高体温达 40℃，给予抗感染，平喘，对症支持等治疗，先后使用泰能、书普深、哌拉西林舒巴坦钠、硫酸依替米星、注射用醋酸卡泊芬净抗感染，静滴琥珀酸氢化可的松 19 天，2010 年 5 月 26 日病人神志恍惚，血气分析：$PCO_2$ 102mmHg，考虑存在 2 型呼吸功能衰竭，给予呼吸机辅助呼吸，上机 3 天后撤机 1 天失败，再次使用呼吸机辅助呼吸至今。目前病人神志清楚，呼知能应，呼吸机辅助呼吸，留置胃管、尿管以及有右锁骨下深静脉置管，每天鼻饲瑞代及外院中药等1500ml，静滴1200ml左右，速尿+特苏尼各20mg入壶，24小时尿量2500ml左右，大便正常，睡眠一般，体重无法检测，为进一步治疗收住我科。

既往史：1974年因"肝炎"出现腹水，经治疗已愈。1986年3月于武汉行右侧肺叶切除。近6年现糖尿病，间断应用降糖药，目前应用格列吡嗪控释片及阿卡波糖，餐后2h血糖多在7~13mmol/L，入院前于某某医院查糖化血红蛋白5.2/%。入院3年前患者多次体检发现白细胞、贫血，2009年9月10日因间隔寒战、发热、咳嗽、咳痰住我院，经抗感染治疗后体温正常，但一周左右再次出现上述症状，病程多次反复，期间出现2型呼吸功能衰竭，呼吸机辅助呼吸，1周内成功撤机，考虑发热与肺部感染无关，经相关检查不支持免疫系统疾病及肺结核，请血液科会诊骨穿后查骨髓象检查示：不除外MDS；请血液科会诊后于2009年9月16日再次行骨穿，复查查骨髓病理：（骨髓穿刺）少许骨及骨髓组织，骨髓增生活跃，造血组织约占40%，造血细胞三系各阶段均见，比例及形态未见明确异常，未见纤维组织增生，请结合临床及骨髓涂片考虑；免疫组化：CD15（较多+），CD34（个别+），CD61（散在+），CD253（较多+），MPO（+），Lysozme（较多+）。于道培医院查骨髓染色体核型：46，XY，del（9q22-3）〔70〕/46，XY，〔6〕。请协和医院科会诊患者MDS诊断明确，无需特殊干预，注意预防感染，如患者Hb降至80g/L左右时，及时输血，并可加用大剂量

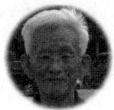

EPO 治疗（40000～60000/W）至 Hb 接近正常即可，必要时复查骨髓象、骨髓病理、骨髓染色体检查等。患者上传入院复查胸部 CT 可见左侧甲状腺肿大，复查甲状腺功能未见异常，甲状腺核素显像：甲状腺左叶冷结节，亲肿瘤显像可见局部代谢活跃，必要时进行活检明确病理，甲状腺摄碘功能为正常低值。另有前列腺增生、冠心病、I 度房室传导阻滞、腔隙性脑梗塞、贫血、痛风、慢性阻塞性肺病、白内障、副鼻窦炎病史多年。否认疟疾、菌痢等传染病史。预防接种史不详。否认药物过敏史。

个人史：生于原籍、无粉尘、毒物、放射性物质接触史，无传染病接触史，无疫区接触史，无烟酒嗜好。

婚姻史：适龄结婚，子女及配偶体健。

家族史：否认家族中有遗传病史、传染病、特殊疾病史。家族中无类似患者。

## 体 格 检 查

体温 36.5℃，脉搏 78 次/分，呼吸 20 次/分，血压 145/90 mm Hg。

发育正常，营养良好，慢性病容，颜面四肢浮肿，自主体位，平车推入，经口气管插管，呼吸机辅助呼吸，留置右锁骨下深静脉置管，留置胃管、尿管，神志清晰，检查配合。皮肤色泽正常，无黄染、皮疹及下皮出血。毛发分布正常，皮肤温度、湿度正常，弹性好，皮肤无水肿，无肝掌、蜘蛛痣及皮下结节。全身浅表淋巴结无肿大。

头颅大小正常，无畸形及肿块。眼睑无水肿，巩膜无黄染，双侧瞳孔等大等圆、对光反射灵敏。双侧耳廓正常无畸形，外耳道无异常分泌物，乳头无压痛，鼻腔通气良好，副鼻窦无压痛。咽部无充血，扁桃体不肿大。颜面部外形对称、无畸形，口唇无发绀，口腔无特殊气味。舌苔正常，伸舌无偏斜，口腔黏膜无溃疡，牙龈无出血，无龋齿。颈软、双侧对称，颈静脉无怒张，气管居中，甲状腺饱满，左侧甲状腺可触及一结节。

胸廓对称无畸形，右侧胸壁可见手术瘢痕，双肺呼吸音粗，散在干鸣音，双下肺可闻及湿啰音。双肺语颤和语音传导正常，无胸膜摩擦感，胸壁和肋骨无压痛，胸骨无叩痛，双肺叩诊清音，听诊呼吸音清晰，未闻及干湿啰音和胸膜摩擦音。

心前区无隆起及凹陷，心尖搏动位于第五肋间左锁骨中线内 1 cm，搏动范围正常，心前区未触及震颤和心包摩擦感，心相对浊音界正常，心率 78 次/分，心律齐，各瓣膜区未闻及心脏杂音。双侧桡动脉搏动强弱正常、对称，脉律规则。无洪脉、细脉、水冲脉、交替脉、奇脉、迟脉和重搏脉，动脉壁光滑，柔软，弹性好。未闻及枪击音、Duroziez 双重杂音、毛细血管搏动征和动脉静脉杂音。

腹部膨隆，腹式呼吸存在，无腹壁静脉曲张，未见肠型及蠕动波，无压痛及跳痛，未触及包块。肝脾肋下未触及，未触及胆囊，Murphy 征阴性。腹部鼓音区政常，无移动性浊音。肝上界位于右锁骨中线第 5 肋间，下界位于右季肋下缘，肝区无叩痛，脾浊音区正常，胆囊区无叩痛。肠鸣音正常，未闻及血管杂音及摩擦音。

肋脊角及腰部无隆起，无腰大肌刺激征。平卧位肾脏为触及。季肋点、上输尿管点、中输尿管点、肋脊点和肋腰点无压痛。肋脊角无叩击痛。剑突下、肋脊角未闻及血管杂音。耻骨上区无膨隆、无压痛，未触及包块。

肛门、外生殖器未查。

脊柱、四肢无畸形及压痛、叩击痛，关节无红肿、活动自如。四肢浮肿。四肢肌力、肌张力未见异常，双侧肱二、三头肌腱反射正常，双侧膝、跟腱反射正常，双侧 Hoffmann 征、Babinski 征及 Kernig 征均阴性。

## 辅 助 检 查

| 最后诊断：（2010年6月10日） | 初步诊断： |
|---|---|
| 1. 肺部感染 | 1. 肺部感染 |
| 　1.1 呼吸功能衰竭 | 　1.1 呼吸功能衰竭 |
| 2. 慢性阻塞性肺病 | 2. 骨髓增生异常综合征 |
| 3. 骨髓增生异常综合征 | 3. 慢性阻塞性肺病 |
| 4. 冠状动脉粥样硬化心脏病 | 4. 冠状动脉粥样硬化心脏病 |
| 　4.1 Ⅰ度房室传导阻滞 | 　4.1 Ⅰ度房室传导阻滞 |
| 　4.2 心功能Ⅱ级 | 　4.2 心功能Ⅱ级 |
| 5. 2型糖尿病 | 5. 2型糖尿病 |
| 6. 痛风 | 6. 痛风 |
| 7. 陈旧性腔隙性脑梗死 | 7. 陈旧性腔隙性脑梗死 |

8. 甲状腺结节　　　　　　　8. 甲状腺结节

9. 前列腺增生症　　　　　　9. 前列腺增生症

　　经治医师：某某　手签：　　经治医师：某某　手签：

　　2010 年 6 月 10 日　　　　2010 年 6 月 10 日

　　上级医生：某某　手签：　　上级医生：某某　手签：

　　2010 年 6 月 12 日　　　　2010 年 6 月 12

## 第二次住院全记录

　　家父 2010 年 5 月 12 日因带状疱疹住院，2010 年 5 月 13 日，即住院后第二天上午，家属电话告知病情欲住院治疗，力劝其万万不可住院输液治疗，应立即出院回家，惜忠言逆耳！家属还是坚持"少输两天，少输两天……"，终酿下大祸！

　　5 月 15 日肺部感染加重，14 日晚输液后出现寒战、发热齐大夫电话通知用 3 月 26 日药方，将天雄加到 90 克。

　　5 月 16 日病情加重，15 日输入泰能后，出现周身青紫，高热，昏迷，神志不清，夜里有恐惧感。

　　5 月 17 日齐大夫从山西来京给家父诊治。

　　患者仍高热昏迷，于当日上午 11 时许嘱其服用引火汤加童便，待到晚上 8 时许赶到医院时，服上方 2 次，体温降至 38.2℃，患者出微汗入睡，我从山西带来中药。破格救心汤大剂，以救其阳，固其本，重建藩篱（输液用药是氢化可的松、喘定、抗病毒及抗生素）。3 小时服 1 次，服用 3 次后，排便频繁约 5 次，呈稀水。

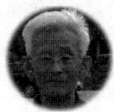

2010 年 5 月 18 日，病人腹泻不止，伴有呕吐，18 日下午心律失常。汗、吐、下后，阳随阴降，将飘散之浮阳入于真阴出现瞑眩反应；阳随阴降，浮阳入于真阴，误认为心律失常，经抢救后恢复。

2010 年 5 月 19 日重开一药方（因家属恐惧上述反应）：

**处方**：炙甘草 30 克，高丽参 15 克，制附子 15 克，磁石 30 克，生龙牡各 30 克，生山萸肉 35 克，麝香 0.1 克，干姜 30 克。

服用后渐渐平稳。

20 日没有意识障碍，呼吸平稳，能闭嘴睡觉。

5 月 23 日，家父开始发热，5 月 17 日我曾建议：患者肺内布满痰液纯属全身衰竭后代谢功能障碍所致，并非"感染"，输液方案不改有可能会再致"药物热"，并加重心、肺、肾功能衰竭，应停用激素、抗生素，但输液用药仍如法炮制，家父呼吸急促，痰多，排痰不利，与齐大夫通电话改用以下药方：

**处方**：细辛 30 克，生半夏 65 克，生姜 75 克，五味子 35 克，白果 30 克，炒杏仁 30 克，炙紫菀 15 克，炙冬花 15 克，桂枝 25 克，白芍 25 克，天花粉 45 克，高丽参 30 克。

2010 年 5 月 24 日，病人颜面、下半身、四肢、阴囊水肿，汗出如珠，呼吸急促，痰鸣息涌，张口抬肩，依呼吸机维持呼吸，插胃管。脉急滑，趺阳、太冲浮大而滑，太溪脉微欲绝。元气大衰，阳根已被拔起；浊阴盘踞一身，病势凶险，生死攸关，亡阳之势急在倾刻。与家属定为"活马当死马来医"。急疏下方以救阳气，荡涤淤浊。

**处方**：桂枝、赤芍、辽细辛、干姜各45克，生半夏120克，茯苓120克，北五味子35克，生姜45克，大枣12枚，炙草30克，生龙牡、磁石各30克，高丽参末15克（分冲），怀山药90克，葶苈子65克，炒杏仁55克，竹沥水60克（兑入），童便60ml，生山萸肉120克，葱白4寸，乌梅45克，制附子45克。

加水3000ml，文火煮至300ml，兑入竹沥水、童便，每次100ml，3小时1次。用2次，排便4次。凌晨4:30分呼吸急促、心律失常、血压50mmHg～30mmHg，经抢救脱险（再次犯18日时用西医理论评价中医的错误）。

5月26日上呼吸机，后一直高热不退（输液用药仍如法炮制），5月28日下午3点后再见高热并下半身凉，用引火汤1次，热再退，嘱其晚间服通脉四逆变方。

**处方**：炙草30克，生晒参30克，制附子30克，干姜45克，乌梅、生山萸肉各45克。

于晚9时许服药，20分钟后汗出，热退，体温正常。

29日下午，高热再起，痰鸣、息涌大减近乎消失，建议撤呼吸机，否则会因刺激时间过长继发呼吸道水肿、感染，拔管后会引发窒息。忠言逆耳，终致后来转院前约5天撤机失败，种下恶因再次转院。

于24日方去葶苈子、炒杏仁、半夏，辽细辛减去15克。阳热升降失职，拙加生石膏250克、花粉45克、北方大米

100克，如上煎取后，再与大米同煮至米熟取汤300ml，每次100ml，酌情1～3小时服1次。

5月30号上午，热退但体温欠稳，于四逆汤加乌梅90克，下午体温及余病情稳定。

31号脱险。补后天益先天，予理中汤加炙草15克、乌梅90克、生山萸肉45克、生北芪200克。

6月1日输液不停再见水肿，上方再加茯苓65克、猪苓45克、泽泻45克、车前子15克。

直至5月30日齐大夫变换了多次药方终于将体温降到36.6℃。直至6月8日转来某总医院一直没有发热。其间服药方如下：

**处方一**：大熟地90克，天冬、麦冬各30克，茯苓25克，北五味子6克，盐制巴戟肉45克。

**处方二**：人参30克，制附子30克，炙甘草30克，干姜45克，生山萸肉45克，乌梅45克。

**处方三**：制附子45克，干姜60克，生石膏250克，怀山药90克，山萸肉120克，杭芍45克，北五味子35克，竹沥汁60克，炙紫菀45克，炙冬花45克，生龙牡各30克，磁石30克，炙甘草60克，乌梅45克，葱白4寸，高丽参末15克（冲服）。

此方熬好取汁放入大米两把，熬好后服米汤。

6月8日由某某医院转来总医院。

6月8日上午，水肿加重，疏方以温阳化浊。

**处方**：晒参45克，乌梅90克，山萸肉45克，生白术90克，生黄芪300克，干姜45克，制天雄60克，猪苓15克，泽泻45克，茯苓120克，炙甘草60克，生半夏130克，生姜75克，高丽参15克（冲服），枸杞子30克，补骨脂30克，菟丝子30克，淫羊藿30克。

加水2500ml，文火煮取300ml，分2次温服。

6月12日下午肤肿大减，院方考虑气管插管放置时间过长，肺功能极度衰竭，且肺内布满痰液难以祛除，改作气管切开，以姑息保全。笔者为救其全命再疏方：

**处方**：乌梅45克，生山萸肉120克，生白术90克，生北芪300克，干姜60克，制天雄100克，猪苓15克，泽泻45克，茯苓120克，炙甘草60克，生半夏65克，生姜75克，高丽参15克（冲服），补骨脂30克，枸杞子30克，菟丝子30克，仙灵脾30克，生龙牡各30克，磁石30克，炒麦芽60克，麝香0.3克（首次顿冲），五灵脂30克。

加水2500ml，文火煮取300ml，分3次温服，3小时一次。

2009年6月13日上午10时许，家属电话陈述，于昨夜9时许服药1次，约2小时后病人捶胸顿足，痛苦难耐，心率、血压急剧增高，院方给予镇静药物不效。经呼吸机气管插管及胃管接头拔开，剧吐痰液、排泄稀水便沾满床铺后，至凌晨4点方得以平静，安然入睡。院方视为"乌头碱中毒"，因此坚决杜绝继续服药。在家属请求下，给予肺部听诊检查，肺内大面积痰鸣音明显减少。在此情境之下，家属无

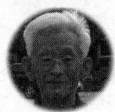

奈，端午假期将至，只好作罢，等待作气管切开术，又一次筑下大祸。

6月18日做气管切开手术，拔去口腔的插管。第2天高热不退，齐大夫指示先用大熟地90克，天冬、麦冬各30克，茯苓25克，北五味子6克，盐巴戟肉40克，白天服用1次，下午5时用1次，至晚11时体温由39.8℃降至38.5℃。

6月20日晨服用：麻黄15克，辽细辛45克，制天雄60克叠加5克，生山萸肉90克，乌梅60克，生晒参45克，干姜45克，炙甘草60克，生白术60克，生龙牡各30克，磁石30克，天花粉45克。此方后2服，又调整加了黄芪60克，生半夏65克，生姜75克，炙冬花45克，炙紫菀45克，壳白果30克，葶苈子15克，改生晒参为高丽参30克。服用至今，体温时有升高，但未上39℃，心律、呼吸平稳。

2010年6月24日，应院方之邀，再次赴京诊治。

面目、阴囊、一身水肿全非，且腹肿鼓胀，能咳吐黄浊痰，神疲、面晦、痰喘、脉滑大、趺阳脉滑大搏指。阳衰虚极，痰湿、浊、淤浸淫于一身内外，危！！！

再拟方：

**处方**：制天雄75克，生白术90克，干姜60克，炮姜25克，姜炭15克，炙甘草60克，企边桂5克，麻黄15克，北细辛60克（后10分），生半夏130克，生南星45克，壳白果30克，炙紫冬各15克，天花粉45克，茯苓120克，高丽参15克（冲），生萸肉90克，乌梅60克，生姜75克，三石各 30 克，葶苈子 15 克，大枣 12 枚（掰），生芪 60 克。

加水 3000ml，文火煮取 300ml，分 3 次温服。

方中制天雄日加 5 克，以知为度（小便增多且色变黄、肿消）！

6 月 28 日，3 剂后面色转荣，神清，能打手势表达意愿，肿退，痰喘大减，小便转黄。遂于上方加高丽参 15 克，当归 45 克，怀山药 90 克，干姜 30 克，炙草 30 克，生芪 440 克，五灵脂 30 克，减去炮姜、茯苓、葶苈子，并加服小米稀粥以助养胃气。

7 月 1 日仍腹胀，便结不通。于上方加白术 30 克，减去生芪 300 克，炙草 30 克。

7 月 9 日，家属告知：患者已便通胀消，病情进一步好转，精神转佳。院方于 5 天前取患者痰液标本于北大附院查见"真菌"，针对性使用抗生素 5 天，双肺再见白茫茫一片，腹胀。再于上方去姜炭、当归，生芪改为 60 克，加炮姜 25 克，辽细辛 30 克，麝香 0.2 克（冲）。

7 月 18 日上午 10 时许，家属来电告知于 5 天前采纳院方建议，去掉方中细辛、半夏、南星之属，以防虚患再伤，且高热至今（每日体温 39℃ 以上），于昨夜突发心脏骤停，经院方抢救恢复。现监护仪显示：心率 120/分，血压接近休克值，呼吸急促、四肢冰冷、腹胀、无尿、出冰冷粘汗。

中焦阻隔，一丝元阳消耗殆尽。奋力一搏，救阳为急！

**处方**：大熟地 90 克，盐制巴戟肉 40 克，二冬各 30 克，茯苓 25 克，北五味子 6 克，制天雄 45 克，炙甘草 90 克，童

189

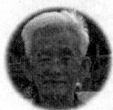

便 120 克（兑入）。

1 剂。以水 1500ml，文火煮至 200 ml，兑入童便，于当日午时前服一半，如夜间 11 时后再见体温升高，可服尽余药。

于当日下午 4 时许电话告知：于中午 12 时、下午 2 时各服 1 次后汗出、热退、四肢转温。

将离决之阳得以挽回，急给予：

**处方**：制天雄 100 克，高丽参 30 克，干姜 120 克，生山萸肉 120 克，生龙牡、磁石各 30 克，补骨脂、枸杞子、菟丝子各 30 克，乌梅 90 克，仙灵脾 120 克，炙草 90 克，童便 120 克（兑入）。

1 剂。以水 2500ml，文火煮至 300ml，每次温服 50ml，2 小时 1 次。

待夜间 11 时再联系时已腹胀如鼓，滴水不入，体温再度升高。阴阳离决，精气乃绝，且中焦阻隔，中气败亡，服药亦不能得以运转。第 2 天得知，患者于凌晨 1 时永远的离开了人世。

7 月 23 日至京参加其追悼会，与其余单位工作人员攀谈得知：自 4 月 16 日出院回家，至 5 月 12 号第二次住院前，其每天散步于院中，且能舞弄健身器材锻炼身体。可惜的是，仅仅因为"带状疱疹"夺去一个鲜活的生命，作为一个红军战士戎马一生，没有倒在敌人的枪林弹雨之中；在科技、医疗高度发达的、繁华的太平盛世，却明明白白的、有奈无奈的，永远离开了他战斗一生、奉献一生的美好人间。

作为一个医生或与此事业相关的人员，看到本案例，在看到结果的同时，更应该深刻反思的是患者由死到生，由生到死的过程。为什么会是这样？这到底是为什么！……愿逝者安息！

# 伤寒演绎

## ——几例特殊医案及思考

**某女，66 岁。**

2010 年 5 月 12 日上午初诊：10 日晚外出赴宴户外感受风寒，翌日晨起周身疼痛，胸腹满闷不舒，下午始发热（体温 38.7℃）至今。面色灰暗，夜尿四五次，便结不爽。咳，乏力，舌淡紫，苔薄白，脉沉、弦、数。辨为太阳病，二、三日传。

师《内经》"寒极生热，热极生寒。寒气生浊，热气生清；清气在下，则生飧泄，浊气在上，则生䐜胀，此阴阳反作，病之逆从也"之理，以麻附细、小青龙、大黄附子细辛意化裁。

**处方**：麻黄 45 克（另），刨附片 30 克，辽细辛 45 克（后 10 分），大黄 30 克（后 3 分），桂枝 45 克，干姜 45 克，生半夏 65 克，生北芪 60 克，赤芍 45 克，五味子 35 克，生姜 75 克（切），大枣 12 枚（掰）。

1 剂。以水 2500ml，先煮麻黄 20 分钟，去上沫，入余药，煮取 600ml，日分 3 次温服。

2010 年 5 月 13 日上午，二诊：服尽上方仅泻黑稀水样便，不汗，脉显浮紧，诸症未解。遂拟于上方去附子、大黄，黄芪不减，助胃气温肾水以专开太阳之表。

另外拟理中方：

生晒参、生白术、干姜、炙甘草各45克。

于上方中间时段穿插服用以专温里，且使伏邪外透层层出表。上方各服1次后下午3时许仍无汗，一身痛，泻，发热，且从中午12点后升至39.5℃。符合《伤寒论》："太阳伤寒，脉浮紧，发热恶寒，身疼痛，不汗出而烦躁者，大青龙汤主之"主证。遂拟正文。

**处方**：麻黄90克（另），桂枝30克，赤芍30克，炙甘草30克，炒杏仁15克，生姜45克（切），石膏50克，大枣10枚（掰）。

为求稳妥，笔者自遵《伤寒论》注："上七味，以水九升（1800 ml），先煮麻黄减二升（400ml），去上沫，内诸药，煮取三升（600ml），去渣，温服一升（200ml），取微似汗"煎药，理中汤仍穿插服用。

2010年5月14日上午，三诊：服上方后仅头面及上半身汗出，泻黑稀水样便，身痛解，下半身无汗，仍发热（38.2℃），咳。脉浮、滑而数，舌淡苔白。

📖 **按**：

大青龙方开表闭乃势如破竹之峻猛之利，服尽1剂后仅上半身汗出，身痛解、仍泻黑稀水样便，脉转浮、滑数，可说明三点：

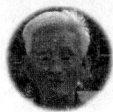

1. 病位深，且表里同病。

2. 病程久，属伏邪被新感引动，且天人之气处于上升时节，具正邪交争之势。

3. 两本虚甚，重在少阴。

遂拟小青龙变方合方以安内攘外。

**处方**：制天雄 90 克，辽细辛 15 克，生半夏 65 克，生北芪 100 克，生晒参 45 克，炙紫冬各 45 克，干姜 15 克，炙甘草 90 克，炒杏仁 30 克，生白术 60 克，怀山药 90 克，生萸肉 90 克，乌梅 45 克，生姜 45 克。

2 剂。加水 2500ml，文火煮至 600 ml，日分 3 次温服。

特嘱家属服此方后会汗、吐、泻、晕，勿惧！

2010 年 5 月 15 日上午，四诊：先服用理中汤后，于昨夜 10 点半许服上方 1 次，约 1 小时后，周身汗出，呕吐粘痰，泻黑稀水便，乏力。现体温正常（36.5℃），神清气爽，脉象于平静中略显一丝躁动，使医者仍心存一份余悸。果不其然，于中午 12 时体温升至 37.4℃，至 14 点 30 分升至 38.1℃，晕、渴、不欲食，胸胁满。证候转为少阳阳明。少阳甲标阳本阳，其气运行为下，阴合厥阴乙，其气运行为上；阳明戊标阳本阳，其气运行为下，阴合太阴己，其气运行为上，其化在乎中；太阳少阴各从标本，有标本之化。今理中主里，而升降失职，非小柴胡不调。

**处方**：柴胡 125 克，生半夏、生晒参、黄芩、生姜（切）各 45 克，大枣 12 枚（掰），炙草 30 克。

1 剂。以水 2400ml，文火煮取 1200ml，去渣，再煮取

600ml，分 3 次温服。理中汤仍穿插服用。

2010 年 5 月 16 日上午，五诊：上方于昨夜 10 点 40 许服尽后热退（37℃），仍泻黑稀水便，余症消，夜尿减为 2 次。心下痞满不舒，无汗，舌质淡、苔白，脉象浮躁不宁（体温 37.2℃）。

辨为相火归根，正气来复，伏邪出路不畅且趋于热化。嘱其理中汤继服，并于 5 月 14 日方加金银花 120 克，予午时服 1 次，以观效。中午 11 点 45 分（太阳病欲解时），体温升到 38.1℃以上，且服药后约 3 个小时仍不解，口唇干燥，略感口渴。证候转入阳明阶段，然患者本虚标实，虽有理中汤主里，使用白虎难免伤正之弊。拙拟：

**处方一**：生石膏 250 克，怀山药 60 克，红参 30 克，炙甘草 30 克，北方大米一大把。

上 5 味以水 1500ml，煮至米熟取汤，分 3 次温服。

**处方二**：理中汤加附子 30 克。为附子理中汤，重温少阴之水。

如此，至晚 8 点体温降至 37.3℃。

2010 年 5 月 17 日，六诊：早晨 6 点至中午 12 点体温再一度由 38℃上升至 39.1℃，咳，但是患者精神不减，脉象不弱，当属附理同温太少二阴，伏邪蒸动所致，充分暴露出初诊所断病机。再拟附理变方。

**处方一**：生晒参、生白术、干姜各 45 克，炙甘草 90 克，生山萸肉 60 克，制天雄 30 克，乌梅 60 克。

以顾护其里。

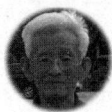

处方二：小青龙变方：麻黄、桂枝、赤芍、干姜、辽细辛、制天雄、炙甘草、生姜、乌梅各45克，生半夏65克，北五味子35克，大枣12枚（掰），生山萸肉60克，生晒参、补骨脂、枸杞子、菟丝子、仙灵脾各30克，生石膏250克。

以共助三阴三阳。

处方三：五虎汤：黑小豆、红糖、生姜各50克，大枣12枚，葱白带须1根。

助胃气，以求伏邪因汗速解。

2010年5月18日，于昨天傍晚许依次服上3方各1次，于当夜12时许再汗、吐、下后热解，脉浮滑而躁。伏邪未尽，仍以上方一为主打方观其变化。如此至21日，每日上午11时许至晚上体温仍在38℃左右徘徊，服药后亦不能遍身汗出。

再拟方：于方2去麻黄，细辛改为30克，晒参改为45克，加天花粉45克。

升少阴之水以治太阳标热之过，从而达到阴平阳秘。

此方仅服1次，便周身汗出，腹泻，热退脉静。久病初愈，仍以5月17日处方一继服5日，护里以溉四维。

**按**：

纵观本案，有如下特殊之处：

1. 以发热为主症且长时间贯穿始终。

2. 属急症范畴，辨证施治不当，妄投清解开泄，会误标害本，成虚虚之虞，后果不堪设想。

3. 虽属外感，且为表里同病，因新感引动伏邪，本虚标实。

太阴少阴失于温化，经气虚馁，运行受郁于寒，而开阖不得，为标实；夜尿频、由冷积便秘至腹泻为本虚。以理中、附理贯穿始终为主里方缘出于此，辅以余方在于助经气以推动作用。

一阴一阳之谓道。《易经》由太极到两仪至四象，再到八卦，变化的只是象数，而不变的是阴阳之道。而此阴阳之道，便是我们要学习、追究的《内经》、《伤寒》之理。六经本为一经，其成形于先天肾气及其与后天胃气构成的浑元一气——元气的气化作用。六气本为一气，经气运行于外，中气旋转于内，且互根互用，互生互化，圆道周流，生生不息，方能维护人体本气正常的升降出入。"故非出入，则天以生长壮老已；非升降，则无以生长化收藏。出入废则神机化灭；升降息则气立孤危"此之谓也。

太极阴阳之道，其大无外，其小无内。未病先防，即病防变。治病必求于本，更为立业之本。

**徐某，女，74岁。**

2010年6月15日诊于湖南湘阴：

"硬皮病、冠心病（2009年3月患急性心梗，因糖尿病、高血压只能选择保守治疗）、糖尿病、高血压（曾二次中风）"数年。今年初于湘雅二院拟行心脏搭桥术，因病情严重而建议其赴京诊治，尚未成行。频发晕厥、心悸、胸痛（每

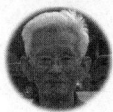

日短暂心绞痛）、肤肿、硬、红斑，神疲懒言、行动无力，无汗，脚、趾皮肤溃不收口，久治乏效。脉弦滑，舌淡红，苔白润（受地域、气候条件影响皆为假象）。

初病，风、寒、湿邪在表，正虚，失治，久延入里，内陷肌肤、经络、腑脏。

治宜标本兼顾。

**处方一：** 生北芪120克，麻黄15克，辽细辛30克，制附子30克，干姜25克，姜炭15克，生晒参45克，蝉衣30克，沉香10克，檀香10克，降香10克，五灵脂20克，丹参60克，生龙牡各30克，磁石30克，桂枝25克，赤芍25克，炙甘草60克，生山萸肉90克，乌梅60克，九节菖蒲10克，远志肉10克，炒白芥子10克（研）。

加水2500ml，文火煮取450ml，日分3次温服。42剂。每旬7剂。

方中附子逐日叠加5克，以知为度（出汗、泻黑稀水样便）！然后返回初量重新开始。

**处方二：** 鹿茸200克，高丽参200克，血河车100克，血琥珀100克，大三七500克，藏红花100克，清全蝎100克，大蜈蚣100条，鱼鳔胶100克，沉香50克，企边桂50克，冬虫夏草100克，川尖贝50克，砂仁米100克，炙甘草100克。

1剂。制粉，5克/次，3次/日，渐加至10克，温开水调服。

2010年6月21号，电话告知其服首剂首次后，便有汗出、排泻黑稀水样便。

📖 **按**:

佳兆！汗出便是太阳、太阴之表已开；泻黑稀水便，为浊阴自降，浊阴一降，相火归根，相火归根，便见本气再生之德。如此本气可重建升降出入。

2010 年 8 月 7 日，电话告知，上 2 方服完 1 个月后，一身轻爽，自己常到邻居家串门，胸痛明显减轻减少。服尽全部 42 剂后，除脚趾一溃口疼痛未全部收口，皮肤硬化未完全改观以外，余症皆消。

嘱其于方 1 内加生芪 80 克，当归 45 克，生白术 60 克，乳香、没药各 6 克，麻黄改为 5 克，去掉辽细辛。21 剂。煎服法同前。

📖 **按**:

古中医由《易经》到《黄帝内经》再到《伤寒杂病论》，其天人一体的整体观认为，人类最早的生命由天地之气氤氲（升降、出入）而生，并与天地自然的变化保持和谐一致，风调雨顺，方能国泰民安。近年来自然灾害的频发即源自自然环境的四维不调导致"四逆"。概有如下因素：

1. 高能消耗、高热排放。

2. 植被不合理采伐利用及森林火灾。

3. 地下能源过度开采，导致土地"中下空虚"，且热能移至地面以上，形成"壮火"，造成"上盛下虚之势"。

4. 越来越密集的房屋建筑、水泥面及柏油路永久性的覆

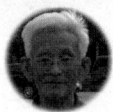

盖地面，形成地球"硬皮病"，直接阻断天气的下降地气的上升。

5. 种种原因导致有效土地面积越来越少，导致"土虚失运，火滞于上"。且有愈演愈烈之势。

"人秉天地之气生，守四时之法成"。今自然环境出现四逆、人们的生活方式出现四逆，久而久之将会"水"越来越深、"火"越来越热、"土"越来越虚，将自己陷于"水深火热"之中，健康状况越来越差，但百姓日用而不知。

"善言天者必应于人"。六经所主，太阳、太阴同主一身之表。手太阴、足太阳由阳而阴；足太阴、手太阳由阴而阳；且太阴、阳明同主中宫。该患者"硬皮病"病史最长，进而继发他病，终致惶惶不可终日。故立足于天人一体的整体观，立法开一身之玄府，畅周身之气机，固护两本正切中病机要害。《内经》立论"善治者，治皮毛，其次治肌肤，其次治筋脉，其次治六腑，其次治五脏。治五脏者半生半死也。"又是一解。

**邵某，女，52岁。**

2010年6月14日诊于长沙：频发心悸、不寐10余年，辗转求治于本省各医院专家，皆不解其因。发则惶恐欲死，继而昏眩乏力，食纳差，面色失荣，舌暗淡，脉微弱。

辨为一身虚损，元气失于镇摄，犹如油尽灯枯，灯火上窜。施以扶正固本，交通心肾为旨。

**处方一：**高丽参30克，制附子30克，生白术45克，干姜 60 克，盐补骨脂 30 克，枸杞子 30 克，菟丝子 30 克，仙灵脾 30 克，大熟地 45 克，砂仁米 10 克，生山萸肉 60 克，乌梅 45 克，九节菖蒲 10 克，远志肉 10 克，生龙牡各 30 克，磁石 30 克。

加水 2500ml，文火煮取 450ml，日分 3 次温服。42 剂。每旬 7 剂。

**处方二**：鹿茸 200 克，血河车 100 克，血琥珀 100 克，高丽参 100 克，大三七 200 克，冬虫夏草 100 克，鱼鳔胶 100 克。

1 剂。制粉，5 克/次，3 次/日，温开水调服。

于 7 月下旬得知，患者服上方月余诸症尽愈。

**秦某，男，31 岁，某省卫生厅干部家属。**

2010 年 2 月 5 日初诊："Ⅱ型糖尿病" 6 年，口服 "拜糖平" 控制，近来 "空腹血糖增至 8.9"。舌淡，苔润，脉沉数。

中下虚损，运化腐熟失职。法当补土益火，以求腐熟运化自调。

**处方**：生芪 250 克，生白术 45 克，高丽参 15 克（另），制天雄 30 克，干姜 60 克，"紫油桂、米砂各 10 克"（后 10 分），乌梅 30 克，生山萸肉 60 克，盐补骨脂 30 克，枸杞子 30 克，菟丝子 30 克，仙灵脾 30 克，炙甘草 45 克。

15 剂。加水 2500ml，文火煮取 450ml，兑入参汁，日分 3 次温服。

2010 年 3 月 5 日二诊：自诉服上方第 3 剂，见面麻如有

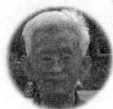

气走窜。头面为诸阳之会，清阳自升，佳！服药10剂，已停服"拜糖平"近5天，于今晨测空腹血糖已正常。舌质见红，苔薄白，脉和缓、显弱。

中气已旺，清阳已升。继扶两本。

**处方**：生北芪250克，生白术60克，高丽参15克（另），制天雄30克，干姜60克"紫油桂、砂仁米各10克"（后7分），生山萸肉60克，乌梅30克，盐补骨脂30克，菟丝子30克，枸杞子30克，仙灵脾30克，炙甘草45克，五灵脂30克，怀山药60克。

15剂。加水2500ml，文火煮取450ml，兑入参汁，日分3次温服。

**按**：

本例之所以"血糖"水平改观迅速，本气恢复较快，缘于其适值青壮之年本气未衰，且治疗不致过度。笔者以此施治法则于去年夏天曾治一赵姓39岁男性糖尿病从未治疗过的患者，服药1个月后血压、血糖一度增高，5天内血压、血糖自然平稳降至正常，2个月内解除其糖尿病困扰。

**任某，男，3岁。**

2010年5月6日初诊：去年10月因发热、咳嗽住院输液治疗，11月21日9时许见肢体抽搐，神清。12月7日再发。辗转于京晋名院，诊为"小儿癫痫"，口服抗癫痫药物治疗。患儿面晦，神疲，五心烦热，不得安卧，大便干结。唇红，舌淡紫，脉滑数、沉弱而无神。

辨为初病在表，失治久延入里，本虚标实。治宜标本兼顾，以麻附细、附理、柴胡加龙骨牡蛎汤化裁。

**处方**：麻黄10克，刨附片20克，生白术45克，干姜15克，辽细辛30克，大黄15克（酒浸15分钟后1分），桂枝45克，赤芍45克，生半夏65克，五味子35克，炙甘草45克，高丽参15克（另），柴胡45克，生龙牡各30克，黄芩25克，铅丹25克（包），生姜75克（切），大枣15枚（掰）。

5剂。加水2000ml，文火煮取300ml，兑入参汁，日分3次温服。

2010年5月13日二诊：脉转浮而有神，伏邪出表，于上方去黄芩，加干姜10克，细辛15克，大黄15克，柴胡15克，生山萸肉60克。煎服法同前。

2010年5月19日三诊：患儿面色转荣，精神转佳。脉和缓滑利有神，舌质转荣，苔润腻。于上方加刨附子10克，紫油桂6克。5剂。煎服法同前。并嘱其家长"抗癫痫药"逐渐减量。

2010年5月26日四诊：抗癫痫药减量并已停服3天，患儿已是活泼生动。晨起咳嗽、痰多，鼻流黄涕，大便干结。

一阳得升而中土虚馁，当重于理中土助相火归根。

**处方**：麻黄10克，刨附片30克，生白术60克，干姜25克，赤芍45克，辽细辛30克，大黄30克（酒浸15分钟后3分），桂枝45克，生半夏65克，五味子15克，炙甘草45克，高丽参15克（另），柴胡60克，生龙牡各30克，生山

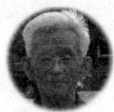

萸肉 60 克，乌梅 30 克，茯苓 45 克，生姜 75 克，大枣 12 枚（掰）。

5 剂。加水 2000ml，文火煮取 300ml，兑入参汁，日分 3 次温服。

2010 年 6 月 3 日五诊：患儿诸症皆消，且顽皮的奔跑攀爬，家长自诉："我儿子从来就没有这么淘过"！后家长常携其来造访，未见不适。

**按：**

作为医者，能以其术救此弱龄小儿于危难即为救其一生，救其家庭于水火。忆起此事自感欣慰，中国的古中医善莫大焉！

**玛嘉利亚，女，60 岁。**

2010 年 3 月 13 日诊于马来西亚："高血压、糖尿病并发坏疽并手术"10 年余，合并"心脏病施搭桥术"2 年余，至今手术切口溃而不愈，去年 10 月再发中风，当地多家医院判为"只能苟且余生！"言语低微不利，右上肢痿废不用，下肢痿弱无力。由家属二人搀扶挪步来诊。面如灰雾笼罩，肤肿，以下肢为甚，大便干结，舌淡苔白，脉微欲绝，危！

辨为火土双败，元阳不得敷布温化一身，治宜先后并举。

**处方一：**生白术 90 克，生北芪 250 克，干姜 90 克，刨附片 45 克，紫油桂 10 克（后 10 分），炙甘草 90 克，怀牛膝

45克，怀山药60克，"檀香、降香、沉香、砂仁各10克"（后10分），泽泻45克，茯苓45克，生龙牡蛎、磁石各30克，生山萸肉90克，桂枝25克，红参粉15克（冲兑入）。

加水3500ml，文火煮取600ml，兑入参汤，日分3次温服。

90剂。方中刨附片逐日叠加5克，以60克为度！

**处方二**：鹿茸200克，血河车100克，血琥珀100克，高丽参100克，大三七500克，清全蝎100克，大蜈蚣100克，白花蛇60克，生附子100克，炙甘草100克，砂仁米100克，沉香50克，油桂50克。

1剂。制粉，每次6克，每日3次，渐加至每日10克。温开水调服。

2010年3月16日二诊：今晨来电告知昨日服药后，于夜间子时初刻起寒战、无汗，覆多层棉被无效，子时末许自行缓解入睡，吓坏了全家人！于当日下午至患家，见其神爽，左脉沉细弱偶结，右脉弦滑显旺。小便多而色黄。

阴尽阳生，正气来复，佳兆！嘱其守方继服。

2010年3月23日三诊：出乎意料，患者由一人略作搀扶走入诊室。神爽，面色转荣，言语流利，溃口渐收。自诉服药后腹中雷鸣矢气，便爽，于今日上午至医院行西医检查：血压、心功能正常，并感言"是中国的中医救了她！"右上肢可自主活动，手指亦可屈伸，肿大减。左脉沉细弦滑而结，右脉弦滑而促。

本气已旺，危命得救！嘱其仍守方继服以维护两本。

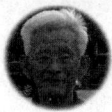

今年4月至香港出诊时遇其同乡，言该患者再度到医院检查时院方医生惊奇的问她："怎么会变得越来越漂亮了?!"

**按：**

纵观以上垂危急症患者，多为坏证、变证，病机复杂，病势凶险，且位居异地，临证难以拿捏、把握分寸，单一经方难以驾驭全局，只得从阴阳的观点入手，以顾护人体生命的两本为第一要义立法，遵《内经》"故邪风之至，疾如风雨，故善治者治皮毛，其次治肌肤，其次治筋脉，其次治六腑，其次治五脏"。及《伤寒杂病论》"伤寒之病，逐日浅深，以施方治。今世人伤寒，或始不早治，或治不对病，或日数久淹，困乃告医，医人又不依次第而治之，则不中病。皆宜临时消息制方，无不效也。又土地温凉，高下不同，物性刚柔，餐居亦异，是故黄帝兴四方之问，岐伯举四治之能，以训后贤，开其未晓。临病之工，宜须两审也"之遗训。以不变应万变，谨守病机，调整阴阳，使其达到阴平阳秘之常态。

# 重读《伤寒论》前言有感

余每览越人入虢之诊，望齐侯之色，未尝不慨然叹其才秀也。怪当今居世之士，曾不留神医药，精究方术，上以疗君亲之疾，下以救贫贱之厄，中以保身长全，以养其生。但竞逐荣势，企踵权豪，孜孜汲汲，惟名利是务，崇饰其末，忽弃其本，华其外而悴其内。皮之不存，毛将安附焉？卒然遭邪风之气，婴非常之疾，患及祸至，而方震栗。降志屈节，钦望巫祝，告穷归天，束手受败。赍百年之寿命，持至贵之重器，委付凡医，恣其所措。咄嗟呜呼！厥身已毙，神明消灭，变为异物，幽潜重泉，徒为啼泣，痛夫！举世昏迷，莫能觉悟，不惜其命，若是轻生，彼何荣势之云哉？而进不能爱人知人，退不能不爱人知己，遇灾值祸，身居厄地，蒙蒙昧昧，蠢若游魂。哀呼！趋世之士，驰竞浮华，不顾根本，忘躯徇物，危若冰谷，至于是也！

余宗族素多，向余二百。建安纪年以来，犹未十稔，其死亡者三分有二，伤寒十居其七。感往昔之沦丧，伤横夭之莫救，乃勤求古训，博采众方。撰用《素问》、《九卷》、《八十一难》、《阴阳大论》、《胎胪药录》，并平脉辨证，为《伤寒杂病论》，合十六卷。虽未能尽愈诸病，庶可以见病之源。

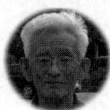

若能寻余所集，思过半矣。

夫天布五行，以运万类，人禀五常，以有五脏。经络府俞，阴阳会通，玄冥幽微，变化难极。自非才高识妙，岂能探其理致哉！上有神农、黄帝、岐伯、伯高、雷公、少俞、少师、仲文，中世有长桑、扁鹊，汉有公乘阳庆及仓公。下此以往，未之闻也。

观今之医，不念思求经旨，以演其所知，各承家技，终始顺旧。省疾问病，务在口给，相对斯须，便处汤药。按寸不及尺，握手不及足，人迎趺阳三部不参，动数发息，不满五十。短期未知决诊，九侯曾无仿佛，明堂阙庭，尽不见察。所谓窥管而已。夫欲视死别生，实为难矣！

孔子云：生而知之者上，学则亚之。多闻博识，知之次也。余宿尚方术，请事斯语。

由是可见：

一、世称方书之祖的《伤寒杂病论》成书于1800年前的东汉末年战乱疫疠流行的年代。之所以遵为方书之祖，是因其开创后世辨证论治之先河，并拥有了一套完备的理法方药，其方药在当时成功的救治了广大人民的急危重症及传染病等。

二、医者必"留神医药，精究方术"。勿"竞逐荣势，企重权豪，惟名利是务，崇饰其末，忽弃其本，华其外而悴其内。降志屈节，钦望巫祝"。

三、习医必"勤求古训，博采众方，撰用《素问》、《八十一难经》"等，方可"虽未能尽愈诸病，庶可以见病知源"。勿"不念思求经旨，以演其所知"、"各承家技，终始顺旧"。

四、古中医的指导理论是天人一体的整体观，"夫天布五行，以运万类，人禀五常，以有五藏。经络府俞，阴阳会通；玄冥幽微，变化难极。自非才高识妙，岂能探其理致哉！"。

五、行医勿"省病问疾，务在口给；相对斯须，便处汤药。""按寸必及尺"，"握手必及足；人迎趺阳，三部必参"；"动数发息，必满五十"。

六、医家治病必重两本（先天肾气，后天胃气），勿"按寸不及尺，握手不及足；人迎趺阳三部不参"。太溪穴属足少阴肾，趺阳穴属足阳明胃，太冲穴属足厥阴肝。临证诊此脉可候知元气的强弱盛衰及造化之机，以判定疾病逆从。

七、医家治病必重视病家阳气之强弱，勿"人迎趺阳三部不参"、"明堂阙庭，尽不见察"。人迎，趺阳为足阳明胃经循行之处；明堂、阙庭为督脉所循经。而《素问·上古天真论》曰："女子，五七阳明脉衰，面始焦，发始堕，六七、三阳脉衰于上，面皆焦，发始白；男子，六八，阳气衰竭于上，面焦，发鬓颁白。"故参之察之可得病家阳气的盛衰，病势之逆从。

八、医圣是法于《易经》与《内经》相结合的天人一体的气一元论，即元气论。在此基础上，辨证标本兼顾，而不是对症投药。从书名或本序标题伤寒的"寒"字可以悟出。

众所周知，人体致病不外乎外因风、寒、暑、湿、燥、火，内因饮食、七情及一切不内外之因，非独伤于"寒"也。医圣巨著从麻桂法、麻附细法、白虎法、大小承气法、大小

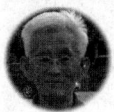

青龙法、大小柴胡法、理中法、四逆法、乌梅丸法、吴茱萸法、当归四逆法、肾气丸法及瓜蒌薤白法等，无一不是围绕调燮人体的本气而为。《内经》有云：太阳之上，寒气治之，中见少阴；少阴太阳，从本从标。寒位北方坎，在藏为肾，属水火之脏。太阳寒水藏于坎，其标阳本寒，少阴君火升于坎，其标阴本热。从五运六气的运行上看，太阳寒水之气行在沉，少阴君火之气行在浮，然沉贵于能升，浮贵于能降，降、沉、升、浮、中，周流不息，方能气机调畅、生命旺盛。且水火交济方能"阴平阳秘，精神乃治"，伤于"寒"则坎中元阳无以生无以化，经气绝、脏腑衰而生命息矣，概伤于"寒"即伤于本气，本气伤则六经之气各现各气，故而灾害生。而医圣亦有道理："冬时严寒，万类深藏，君子固密，则不伤于寒，触冒之者则名伤寒耳。其伤于四时之气，皆能为病，以伤寒为病者，以其最盛杀厉之气也。中而即病者名曰伤寒，不即病者，寒毒藏于肌肤，至春变为温病，至夏变为暑病。暑病者，热极，重于温也。是以辛苦之人，春夏多温热者，皆由冬时触寒所致，非时行之气也。"

故曰：伤寒非独伤于"寒"也。

笔者遵医圣遗训，承恩师李可教化，不妄贪天之念，袭以经文于古中医理论略表粗陋之见。

# 医家、病家之要

张某，男，55岁，河南人。

2008年3月15日初诊：于月前于山西省某医院查见"肝癌，并广泛转移"。水谷难入，一身肿，动则喘息不宁，面色惨白，舌质胖大、苔白腻、齿痕重，双脉散、乱、急、无根，下三部脉已消。元气耗尽，几尽厥脱，当以救阳为急！

**处方**：天雄片100克，生白术120克，干姜100克，生山萸肉120克，高丽参15克（冲），吴茱萸45克，代赭石90克，生龙牡各30克，活磁石30克，生半夏45克，麝香0.45克（分冲），炙甘草120克，生姜100克（切），大枣25枚（掰），童便60ml（另兑入）。

3剂。加水3500ml，文火煮取400ml，日分3次热服。

2008年3月21日二诊：服药后自感腹中热浪翻涌、绞痛，畅泻黑稀便数次不详，肿已消。

经用变通大剂破格救心汤破阴回阳，中轴已转，求生有望！原方加吴茱萸10克。继续服3剂。

病家因惧怕服药后再会腹痛、腹泻，加之药价之昂贵，更因习惯于用药后的"不痛不痒"的"舒服"，完全不着眼于服药后肿消、纳增，经再三劝解也拒绝继续用药，加之极

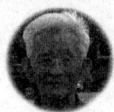

度的悲伤、恐惧，于月后早离人世。实为医、病二家的悲剧！

**武某，女，65岁，太原人。**

于1968年因产后感寒导致胃失受纳至今。30年前某人民医院某老中医预给予附子剂15剂以图根治，服5剂后自感已愈，便自作主张停药。现已因行动无力由其夫相携来诊，三五步一歇。血压低（90mmHg～60mmHg），体温低，36℃以上便自感发热，整日无饥饿感，双膝冷痛，伏案而坐，言语低微，动则冷汗淋漓，但欲寐而彻夜不寐，服安定维持，大便干结。面色晦暗，唇淡紫，舌质嫩、齿痕，苔滑腻，脉微弱，按之散，双尺脉微弱可辨。

久病元气大伤，升降将息，出入近废，且两本飘摇，救阳运轮以复轴。

**处方**：制附片100克，生白术120克，干姜95克，生山萸肉60克，活磁石30克，生龙牡各30克，红参25克（另），菟丝子30克（酒浸15分钟），盐骨脂30克，枸杞子30克，仙灵脾30克，生北芪200克，怀山药60克，升麻6克，炙甘草120克，生姜45克（切），大枣25枚（掰），炒麦芽45克。

3剂。加水3500ml，文火煮取450m，兑入参汁，日分3次热服。

2008年3月15日二诊：患者自行走路来诊，其日记写到：

星期二：吃第一次后下午精神好些，二次后略有恶心。三次后有热感、排气多。

星期三：四次后胃部有热感，傍晚烧心、腰困。五次后晚上发现膝盖处生一包。

星期四：晨起有饿感，但不想吃饭轻头晕，药后胃热感，上午大便后有小许腹疼，头晕好些，排气，晚饭时有饿感。

星期五：中午大便后小许腹疼，后好转，一天不饿，星期四晚上吃两粒栗子。

重新启动了本气的升降出入。原方加制附片 20 克，紫油桂 4 克，吴茱萸 15 克，重于温里。

3 剂。煎服法同前。

2008 年 3 月 20 日三诊：神清气爽，食纳大增，喜不自胜，如死囚遇大赦。

正气已旺。加炒白芍 45 克，以助肺金敛降相火。

3 剂。煎服法同前。

五日后再诊：虽膝盖处"生一包"已消，但双腿近踝处略肿，怀疑为大剂量附子中毒，遂携方就诊于省医院专家门诊，咨询检验，该医生告知："其家人年前因患风湿病，在本院无法治疗，到云南找某中医用此法服三剂治愈，此方能治大病，但适不适合你就无从得知"。生化检验肝肾功能指标正常。不放心，又就诊于山医某院一位研究生级中医专家，告知：附子量大会中毒，膝盖起包时已证明，继服用毒上加毒，导致肝、肾功能损害。再次生化检验肝肾功能还是指标正常。

此患者在二诊时，对"膝盖处生一包"笔者业已作出解释：年纪大、久病耗伤元气，本气自衰，机体被重寒所困，日久随自身本气越虚，寒邪便随之入里。邪之入路便是邪之

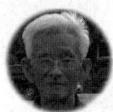

出路，今本气既旺，伏邪自退，"起包"只是伏邪外透的一种方式而已。至于三诊后出现的"下肢略肿"，与"起包"同一原理，只需略加托透之法以使邪尽正安，痼疾尽除。惜忠言逆耳，多次劝解多次愤愤不平，倒是与医家叫嚷的嗓门挺大，孰不觉已能吃的香睡的美，自己跑医院也不觉得累，最后还是半信半疑而去！

**本人好友王某某，男，30 岁。**

2008 年 11 月 17 日初诊：因数日前感风寒，致咳嗽、便结。舌淡，苔腻，脉沉而滑。虑其壮年气盛，未加思索便师麻黄附子细辛汤、承气汤意给予处方。

**处方**：麻黄 10 克，桂枝 45 克，杭白芍 45 克，干姜 30 克，生半夏 45 克，辽细辛 15 克（后 5 分），酒大黄 45 克（后 5 分），炒枳实 15 克，川朴 25 克，炒杏仁 30 克，炙甘草 30 克，生姜 45 克（切）。

3 剂。水煎服，1 日 1 剂。

晚间服药后约半小时，共进晚餐时，突觉腹胀如鼓难耐，遂嘱其"无妨，多喝些热汤，待便通后可解。"不曾想到，次日一早来电告知，非但大便未通，而且腹胀更甚。急于原方中加郁李仁 20 克，以润肠通便，再日来电告知腹胀便结仍不解。急忙方、证同参恍然大悟医圣麻黄附子细辛汤意，于原方去杭芍、枳实、郁李仁，加附子 45 克，1 剂而愈。

此人虽值壮年，但细心辨证实属一派虚证，舌淡为阳气虚损，苔腻为阳不化阴，咳嗽、便结、脉沉而滑当属寒邪在里，因本虚而留恋无以外出，故本证当属本虚而标实。幸亏患者处于壮年，施于攻下未成，否则邪入脏腑复伤其本气，后果不堪设想，医者罪不可赦。慎之！慎之！

我国唐代医家孙思邈于《备急千金药方》第一卷讲到：凡大医治病，必当安神定志，无欲无求，先发大慈恻隐之心，誓愿普救含灵之苦。若有疾厄来求救者，不得问其贵贱贫富，长幼妍蚩，怨亲善友，华夷愚智，普同一等，皆如至亲之想，亦不得瞻前顾后，自虑吉凶，护惜生命。见彼苦恼，若己有之，深心凄怆，勿避险巇、昼夜、寒暑、饥渴、疲劳，一心赴救，无作功夫形迹之心，如此可为苍生大医，反此则是含灵巨贼。

明代医家张介宾在《景岳全书》中说到：又若病家之要，虽在择医，然而择医非难也，而难于任医；任医非难也，而难于临事不惑，却有主持，而不致朱紫混淆者之为更难也。倘不知此，而遍听浮议，广集群医，……一着之谬，此生付之矣。……此所以相知之难，自古若之矣。……此所以相知之难，自古苦之，诚不足为今日怪。倘亦有因予言而留意于未然者，有孰非不治已病治未病，不治已乱治未乱之明哲乎！惟好生者略察之！

《素问·五脏别论》：凡治病必察其上下，适其脉候，观其志意，与其病能。拘于鬼神者，不可与言至德，恶于针石者，不可与言至巧。病不许治者，病必不治，治之无功矣。

# 文化缺失使中医断层

——摘自《山西青年报》的报道

10月20日，"中医中药狙击甲流最新方案"公布，进一步强调了中医的作用。对在全球为治愈甲流而寻找出路时，中国科研证明，中药的治疗效果明显好于西药达菲。而在此之前的2003年，中医药在抗击"非典"取得的成果同样也让世人瞩目。

近些年来，有着"慢郎中"之称的中医无疑处于颓势，一直被人们所边缘化。那么，中医是否能够再次振兴？用什么方式振兴？

今年80岁的山西老中医李可，被誉为"中医的脊梁"。李可的嫡系弟子齐玉茹对《山西青年报》记者说，"中医必须从7000年前的《易经》学起，必须从1700年前的张仲景中医学起，而学习这些的前提，必须建立在尊重和认识中国传统文化的基础上。"

## 中医不是"慢郎中"

今年9月的一天，赵国忠的父亲因心肌梗塞被送到医院急救，治疗了几天也没有明显效果，赵国忠心急如焚，便托人找到了中医齐玉茹。

一般来说，急救都是西医的事，医院的医生们听说一位中医异地赶来急救一位心肌梗塞的患者，现场就笑倒一片。"这也难怪，中医在现代世人的眼里总是被错误地认为只是个'慢郎中'。"齐玉茹事后知道这件事便发出这样的感叹。

当齐玉茹赶到时，患者已经四肢冰冷，病情极度恶化。齐玉茹给这位患者开出一副中药方，并告诉患者的家属，中药喝后有三个现象：第一次喝药后，如果四肢转暖，证明已经急救过来；第二次喝药以后想吃饭，就应该没有事了；第三次喝下去以后如果可以下地，那就可以出院了。没等喝第二次药，瘫在病床上的心肌梗塞患者就可以吃东西了。

几天之后，患者出现痰多现象，为抗感染，医院使用抗生素、消炎药，与此同时，患者出现心肌梗塞复发的状况。

在这种情况下，患者决绝地离开了医院，回家之后让齐玉茹用纯中药治疗，10 天之后，瘫在床上的患者竟然奇迹般地可以到街上遛弯了，还可以自己爬到 5 楼。这让赵国忠觉得"中医真的太神奇了！"

**剂量乃中医利刃**

"现在的中医不是不治病，病也不是不能治，而是没有得到一个正确的方法。"齐玉茹说，"这个方法就是剂量的准确应用。"

而今，随着古中医学的逐渐没落，太少人知道一味药用到什么剂量才能治病。方子，成了一张纸，中医几乎快要缴械了。"而我们能做的，只是从古中医学的殿堂里，找到中医学被缴的武器———准确的方剂用量。"齐玉茹对《山西青年

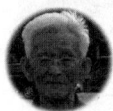

报》记者表示。

李时珍说过"古之一两，今之一钱"，一钱相当于现在的3克。直到1984年，中国考证才发现，汉代一斤相当于现在的250克，一两相当于现在的15.625克。按照《伤寒》药方里用一两，现在换算要15克，小柴胡半斤就是现在125克，但是现在中药30克的剂量就被视为大得不能再大了。

"剂量达不到，也就造成了中医不治病的印象。"齐玉茹说，"古代要用一两药物，现代把它用到一钱就可以了，只十分之一怎么能治病呢？"

齐玉茹的师傅李可就擅长以重剂救治重危急症，尤其擅用附子、乌头类峻药抢救濒危病人，使数以千计的垂危病人起死回生。

可谁又知道，药典上规定中药最高剂量为9克，李可为抢救心衰重症的病人，基础剂量竟然开到200克。

现代实验研究表明15克附子可以毒死一头牛，李可基础用量就要200克，这是要人命的事情，所以李可开始用大量附子抢救病人的时候，好多方子都要经过当地公安局长签字，这在国内外的医疗史上也是个例。

**文化缺失使中医断层**

"感冒、气管炎、肺心病、尿毒病、肿瘤等疑难病在中医药是早已经可以治疗的病。但现在没有真正正统地传承下来，以至于中药的真正疗效没有真正发挥出来，这缘于中国传统文化的缺失。"齐玉茹说。

齐玉茹认为，中医断层最要命。"任何派别都有分裂的时候，但也有整合的时候，合久必分，分久必合，这是自然规律，但中医却是断层。从1840年以后，西学、西医进来，把中国的传统文化冲击了又再冲击，中医学受到了重创，甚至也有中国人打击。"

一位中医愤慨地说，中医绝不会没有生命力的，中医是拿人命换来的。神农氏尝百草，神农氏不是一个人，那是一批人拿自己的命做实验做出来的。几千年时间，呵护了数百代数十亿人的生命健康，怎么能成了无用的废物呢？

齐玉茹讲，中医目前的环境，借用台湾有名的曾仕强教授在讲《易经》奥秘的时候说到的话，"我们手里捧着老祖宗七千年的宝典，但是我们都睡着了，并且很多人都没睡醒"。

## 必须走古人走过的路

在全球甲流肆意蔓延的时候，中药疗效明显好于西药达菲的科研证明，以及2003年中药治疗"非典"的成果，使中医药防治重大疾病和传染病的思路和价值被世人重新审视。

那么，接下来便可以让人们有这样的猜想，在中国古代有着"妙手回春"称号的中医，在现代是否还可以再次振兴？

"古人说，医者易也，这里的易指《易经》。"齐玉茹说，"中医要想振兴，单纯靠中医药治病也解决不了问题，必须走古人走过的路。从《易经》学起，学习《黄帝内经》、《伤寒杂病论》等古中医学，将传统文化传承起来。"

很多人不了解《易经》，但从"中国的古典文化都由《易经》延伸而来"这一句话便可见一斑。

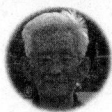

"师从《易经》的古中医，现存的数量占全国中医总数的不到1%。这1%的古中医大部分都在香港、澳门、新加坡、两广、江浙一带，这些地方特别尊重中医，相信中医。"齐玉茹表示。

齐玉茹还举例说明了这一现象。"我在深圳的书店看到，在最显眼的地方都摆放着中国传统文化的书籍，这也说明这个地方学习传统文化的氛围比较深厚，相信中医可以解决问题的也大有人在。"

"中医振兴，除了必须对中国传统文化有所认识和尊重以外，要想出现一个好的重大转折，从现在开始必须把原汁原味的《黄帝内经》、《伤寒杂病论》搬到课堂上，做为基础中医学来讲。"

# 古中医复兴的民间之路

——摘自中新网的报道

自从中医药在治疗"非典"、艾滋病中成果初现，继而在全球狙击"甲流"战中，中药的治疗效果明显好于西药达菲而受世界瞩目，同时伴随近年来中国文化复兴的热潮兴起，中医的复兴似乎顺理成章。

然而在中医界，却弥漫着一种日益深切的忧虑。害怕延续数千年的古中医从此不再纯正，担心一本本厚重的经典医书无人阅读，更对流传甚广的"中医不能治急症"等说法，奋力驳斥。

中国当代中医急危重症领域的临床大家李可和他的弟子们，用自己的行动捍卫着中医、守望着中医的未来……正艰难地行走在古中医复兴的民间之路。

## 马来西亚的"正名之战"

被多国西医宣布"等死"的玛嘉丽亚又哭又唱，"是中国的中医救了我！"

2010 年 3 月 13 日，古中医齐玉茹被师傅李可派到马来西亚急救病人。此次出诊，玛嘉丽亚最特殊，她曾被马来西亚、新加坡、香港等地的西医宣布是个"等死的人"。

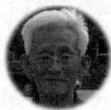

病历显示，现年60岁的嘉玛丽亚做糖尿病并发症疽手术10年，合并心脏病搭桥手术2年，随时都可能出现"猝死"的她，在2009年又得中风，至今言语不利，是被亲人搀扶着找到齐玉茹就诊的。

10天之后的3月23日，已经不用人搀扶的玛嘉丽亚上演"大变活人"，"血压、心功能都显示正常，危命得救"。玛嘉丽亚在齐玉茹面前掩饰不住兴奋之情，又唱又跳，竟然高兴地哭了起来，"是中国的中医救了我啊！"

对于齐玉茹来说，玛嘉丽亚事件是一场"正名之战"，在"废除中医"的浪潮冲击下，此事件为"中医不能治急症"平反正名，为古中医学说是当今一门不可或缺的医学而正名。

此外，玛嘉丽亚不是普通的马来西人，她是马来西亚王后非常要好的朋友，并且在民间是个乐善好施的人物，受到很多当地人的尊敬和爱戴。

"中医不仅拯救了玛嘉丽亚，更重要的是扩大了中医在国际上的影响力。"齐玉茹欣慰的说。

### "非法"行医的尴尬

李可和他的弟子们，用纯中医的手段，成功救治了数以万计的心衰、呼吸衰竭等重危急症患者，但依据中国相关规定，他们一直面临着"非法"行医的尴尬。

如今，随着古中医学的逐渐没落，方子，成了一张废纸，曾经"起死回生"、"妙手回春"的中医被人无情的扣上了"不治病"的帽子。

李可认为，《本草纲目》的一语之失害惨了中医药，甚至让现在具有法律效力的《中国药典》也一错再错。

李时珍在《本草纲目》中说"古之一两，今用一钱。"一钱相当于现在的 3 克。但李可从古中医学的殿堂里发现，准确的方剂用量应是一两相当于现在的 15.625 克。

李可擅长以重剂救治重危急症，尤其擅用附子、乌头类峻药抢救濒危病人，使垂危病人起死回生。

可谁又知道，《中国药典》上规定最高剂量为 9 克，李可为抢救心衰重症的病人，基础剂量竟然开到 200 克。而现代实验研究表明 15 克附子可以毒死一头牛。

如果按照药典的用药规范，现年 80 岁的李可大师大半辈子竟然都在"非法"行医。那些谨尊师命在各地脚踏实地、治病救人的徒弟们，免不了也时常受此困惑。

李可的一位弟子就曾因重药治病而与患者发生过纠纷。甚至有医生讥讽他用大附子开药是"神经病"。

原由是中医不按药典开药，比如附子超过 9 克，卫生部就可以找你麻烦。李可和弟子们承担着风险和巨大的精神压力，在明哲保身和抢救生命之间"几乎每天都面临选择"。

**弃西从中的博士医师**

李可众多弟子中孔乐凯比较特别，他是放弃十几年的西医探索而转到中医领域的。

孔乐凯原是白求恩医科大学（现吉林大学医学院）的病理生理学硕士。读了 8 年的西医核心课程之后，他觉得西医理论无法解答他对人体和疾病的许多疑问，转而自学中医，2001 年考取了山东中医药大学的博士。

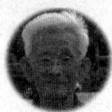

读博士时，孔乐凯一度很郁闷，毅然决然放弃13年的西医探索转到中医领域的他发现，中医临床拿不出效果来。俗话说的"中医不治病"。

最苦闷的时候，孔乐凯遇到了李可，"师父给我讲《黄帝内经》、《伤寒杂病论》，给我指明了一个方向，这才是正路，疗效就是最好的证明。"原来当代的中医学术教材，大多改变和背离了古中医学思想的原貌，已经被完全西化。

如今，孔乐凯借用在山东中医药大学任教的平台，以及作为李可古中医学术思想传承基地济南地区负责人，到处讲说和急救病人，极力挽救着古医学说。

### 中医复兴利器要靠立法

复兴，一个伤感的字眼，只有当那些曾经的辉煌经历衰落又要回归荣耀的时候，才被人提及。不少古中医正谋求复兴，为免悲剧式的衰落，李可和他的弟子们正艰难的、义无反顾的行走在古中医复兴的民间之路。

放眼当下，不少国人已经清楚的认识到西医并不是那么完美和科学，也存在着或多或少的缺憾，但人们又苦于找不到好的中医师来寻求帮助。

所以，古中医必须复兴。是时代的召唤，也是发展趋势。

5月18日，作为李可古中医学术思想传承基地山西地区负责人的齐玉茹，将一份名为《关于政府应加大工作力度拯救古中医学说》的建议，作为提案以社情民意的方式投到了山西省政协。只要有拯救古中医学说的机会，齐玉茹总要想方设法试一试。

据记者了解，中央对于挽救中医药的决心很大，但现实的情况不容乐观，如今连省级中医院的病床前也吊满了输液瓶，中医药这颗中华民族的瑰宝不断萎缩而竟至陷入难以生存的境地。

目前国家提倡的中西医结合对于中医界来讲，他们并不反对西医，但应该是中医的归中医，是西医的归西医，优势互补，却不是现在大多是"不男不女"的成果。

"中医命运和国家命运是一体的，眼下中华文化复兴是好兆头，至少为古中医的复兴彰显了一线曙光。"李可说。

# 传承古中医理论 拯救古中医学说

——摘自《太原日报》的报道

说起中医，现代人最多的说法是中医"慢"。其实，擅治急症一直是中医学固有的传统，中国历朝历代均不乏"起死回生""妙手回春"的高手，而如今世人皆视中医为"慢郎中"，是因为我们对中国古中医的传承出现了问题，才导致许多人对中医产生认识的误区。为此，拯救古中医学，研读并很好地传承古中医学理论，对缓解如今看病难、看病贵的现状具有实际意义。

## 什么是古中医

古中医学，是指汉代及汉代以前的中医学。

古中医学以中华文化的总源头——《易经》的思想为理论基础，立足于天人一体的生命宇宙整体观，认为世界是一个大宇宙，是一个太极，而人本身是一个小宇宙，也是一个太极，世界万事万物的变化皆为一阴一阳的变化，人最早的生命是天地之气氤氲而生，并与天地之气的千变万化保持和谐一致。

在此基础上，经春秋、战国、秦等时期发展，古圣先贤以易道论医，产生了《黄帝内经》，总结出经络学说、针灸治疗经验，以及阴阳五行学说等。至东汉时期，张仲景以《易经》、《黄帝内经》为理论基础，经过多次与大型瘟疫的斗争实践，总结完成了《伤寒杂病论》一书，至此，奠定了古中医学辨证论治的理论体系与完备的临床施治要则。这是世界上第一部理论与临床完整结合的医中经典，较之现代西医早了1600多年，为中华民族生生不息的繁衍作出了不可磨灭的贡献。张仲景亦被后世尊为"医圣"。

所谓拯救古中医学，亦是指在深入掌握《易经》理论的基础上，传承《黄帝内经》和《伤寒杂病论》之辨证论治的理论及临床施治的方法。

## 中医并非"慢郎中"

1840年后，外国势力大举入侵，所到之处办西学、办教堂、办医院，对国学、中医造成几近毁灭性的冲击，甚至有一些国人也充当帮凶，否定中华文化、否定中医。新中国成立后，国家着手挽救中医，整理并研究学习古中医典籍。然而，越来越多的人在以西医的思维方式学习中医，导致中医日益走向西化、边缘化，一方面，"中医无用论"、"中医是慢郎中"等错误认识大行其道，另一方面，我们所付出的健康成本、医疗成本越来越高，看病难、看病贵的矛盾日趋尖锐。

其实，从"古中医理论是在与无数次大型瘟疫做斗争的基础上产生"这一角度看，中医就不可能是"慢郎中"，中

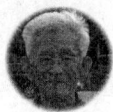

国历史上将"急难险重"的病人从死神手中挽救而回的中医数不胜数。历史上发生过几百次大瘟疫，中华民族之所以没有发生过欧洲等地那种大规模的人口死亡事件，这无疑也有中医的功劳。

从现实来看，许多传承了古中医学理论而辨证施治的中医，亦不乏救急、救重、救人于危难的回春高手。以原山西灵石中医院院长李可为例，这位致力于传承古中医学说的老中医，经多年实践，奠定"肾气与中气为人生命之两本"的认识，牢记"生死关头，救阳为急"之原则，八十高龄仍奔走在民间，以中药之功效，使被医院判了"死刑"的患者起死回生。面对老百姓的赞誉，他说："擅治急症是中医学固有的传统，历代不乏'起死回生'、'妙手回春'的高手，时下世人皆视中医为'慢郎中'，这真是中医的奇耻大辱。"拯救古中医势在必行。

在张仲景那个时代，中医是无病不治的。一位传统意义上的中医便是一座医院，这意味着其行为后果由一人承担，正所谓"医者，父母心"。所以，当越来越多的人感到看病贵、看病难，从西医院转而求助各类"家技秘方"时，拯救古中医学更显得迫在眉睫。

那么，传承古中医学从何入手呢？

"人能弘道，非道弘人。"学习古中医必须正本清源，回归原点，从三个源头入手，即：中华文化的总源头——《易经》、中医理论的源头——《黄帝内经》、中医群体化及个体化辨证施治的源头——《伤寒杂病论》。

首先，传承古中医学，必须以《易经》的辨证思想及其对宇宙万事万物的认识论与方法论为基础，必须认真学习中国的传统文化，以便于准确地认识和理解古籍医典。其实，我们如今不能很好地辨证施治，其主要原因在于我们对古代经典医书的解读存在偏差，以致于疗效不佳。

其次，传承古中医学，必须重新全面学习古籍本《黄帝内经》等中医母基础理论。

第三，传承古中医学，必须重新全面学习古籍本《伤寒杂病论》，重新认识其理、法、方药、方言术语，以及药物的炮制法、煎服法和药后护理法，尤其是伤寒方的剂量问题非常值得研究，很多实践证明，伤寒论的方子后人用起来无效，就是因为剂量不够。1981 年，汉代度量衡器的考古发现，修正了古今方剂的换算标准，这才令人们发现，我们现在的用药剂量与张仲景的原方用量相差很多。

仅从这个角度来看，传承古中医学，让更多的百姓不再受看病贵、看病难之苦，具有多么现实和深远的意义。愿中国古中医学说在国家和中医界同行的共同协作下，能够得以重现辉煌！

# 附 录

## 太 虚 图

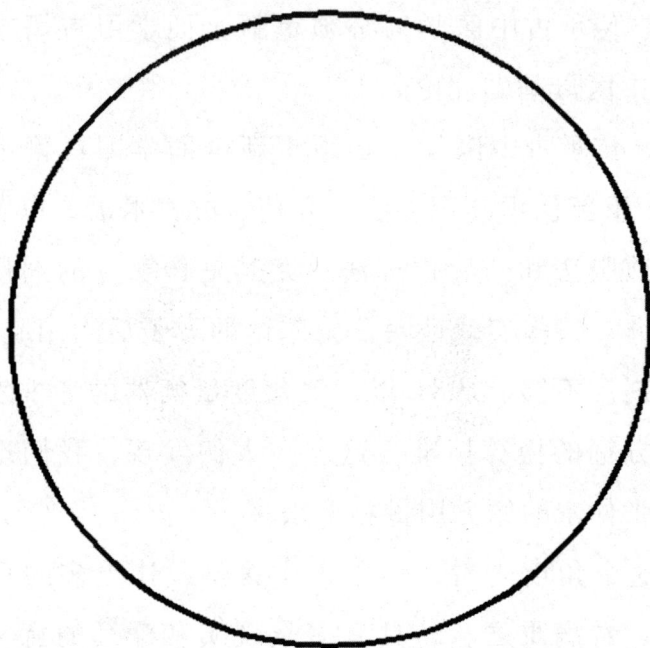

《内经·天元纪大论》曰：太虚寥廓，肇基化元，万物资始，五运终天，布气真灵，总统坤元，九星悬朗，七曜周旋，寒暑弛张，生生化化，品物咸章。

# 阴 阳 图

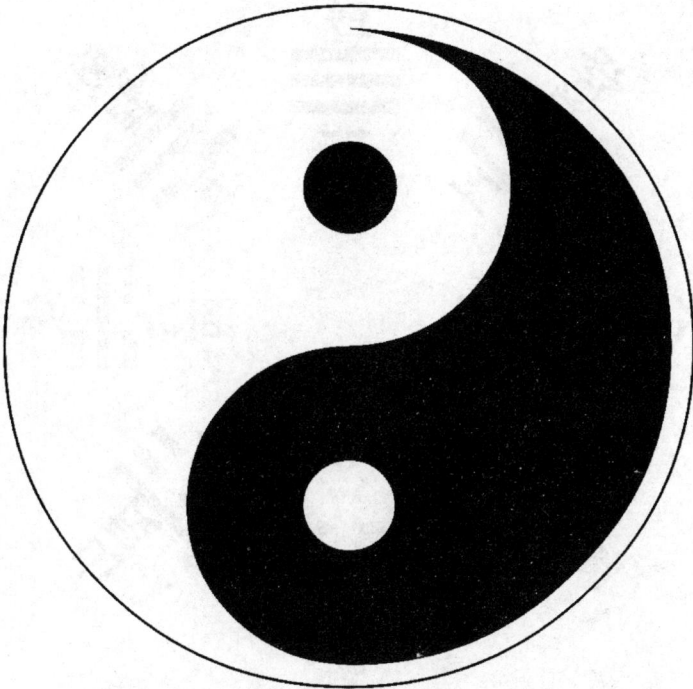

《内经·阴阳应象大论》曰：阴阳者，天地之道也。万物之纲纪，变化之父母，生杀之本始，神明之府也。

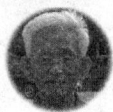

# 先天八卦图

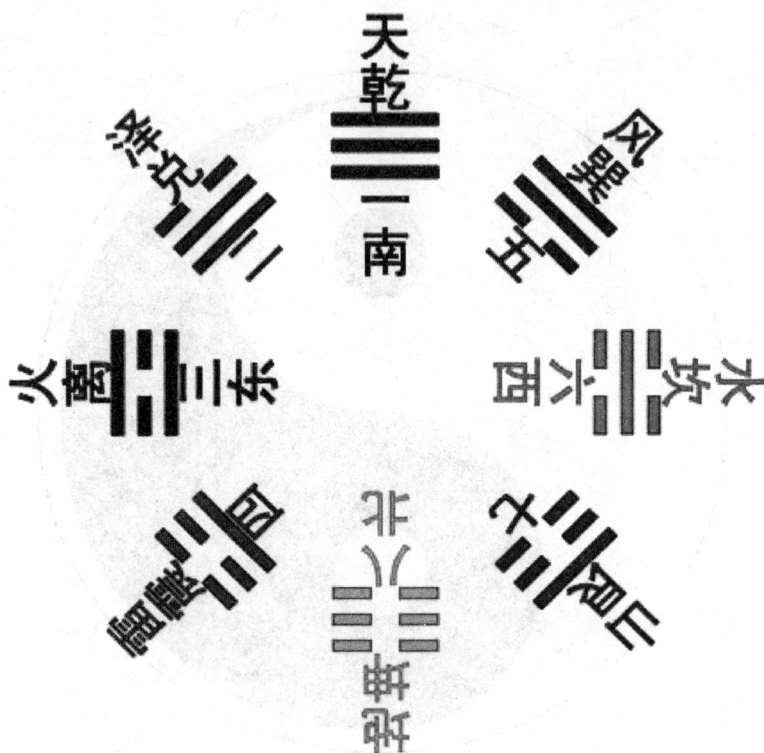

天地定位，山泽通气，雷风相薄，水火不相射，八卦相错。起震而历离、兑，以至于乾，数已生之卦也；自巽而历坎、艮，以至于坤，推未生之卦也。《易》之生卦，则以乾、兑、离、震、巽、坎、艮、坤为次。乾，健也；坤，顺也；震，动也；巽，入也；坎，陷也；离，丽也；艮，止也；兑，说（悦）也，此言八卦之性情。

# 后天八卦图

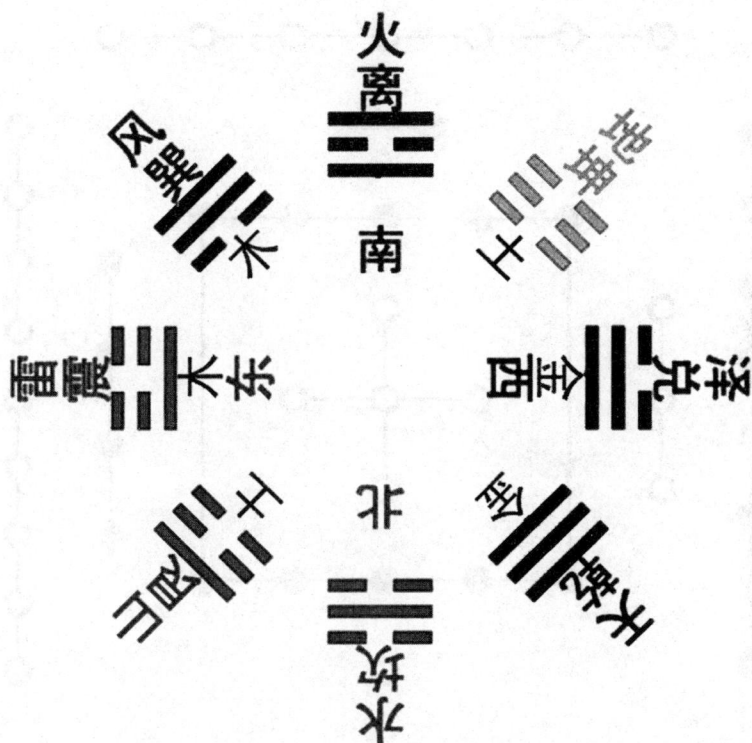

　　乾降于坤为坎，坤升于乾为离，离代表太阳、火是产生生命的必要条件；坎代表月亮、水，坎离交合，生命诞生。清代郑钦安先生立论："坎中一丝真阳乃人生立命之本。"概源于此。李可恩师曰："生死关头救阳为急"！

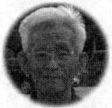
# 河　图

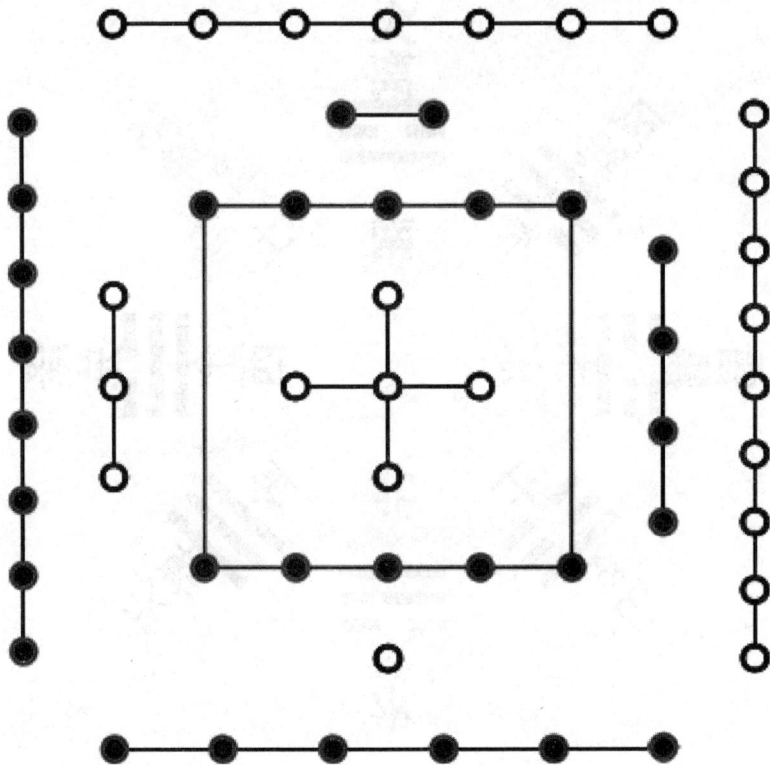

天一生水，地六成之；地二生火，天七成之；

天三生木，地八成之；地四生金，天九成之；

天五生土，地十成之。

# 十二时辰经气圆运动图

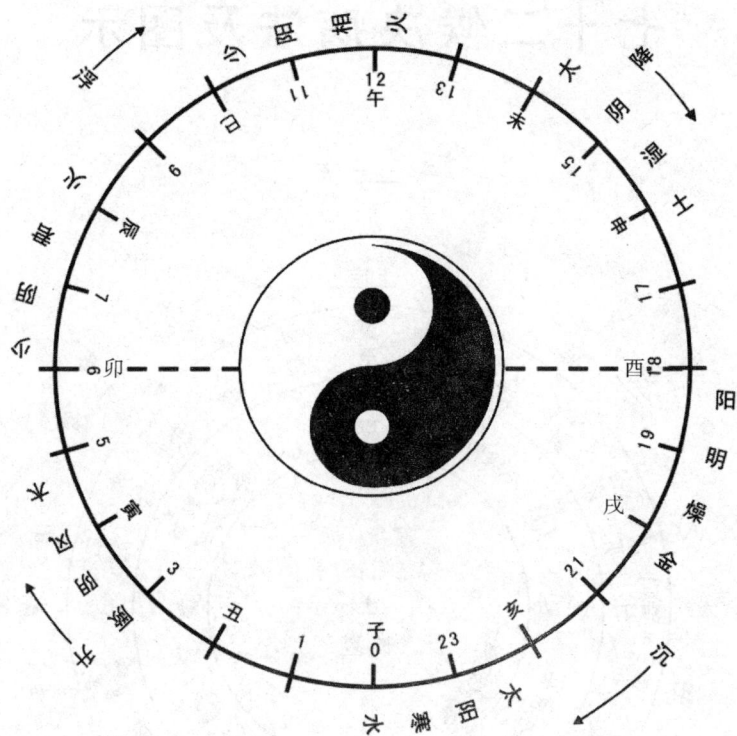

《素问·六微旨大论》：显明之右，君火之位也；君火之右，退行一步，相火治之；复行一步，土气治之；复行一步，金气治之；复行一步，水气治之；复行一步，木气治之；复行一步，君火治之。

《伤寒杂病论》：厥阴生少阴，少阴生少阳，少阳生太阴，太阴生阳明，阳明生太阳，太阳复生厥阴，周而复始，久久不变，年复一年，此名主气。

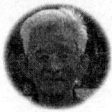

# 《伤寒论》四时八节二十四气七十二候决病法及图示

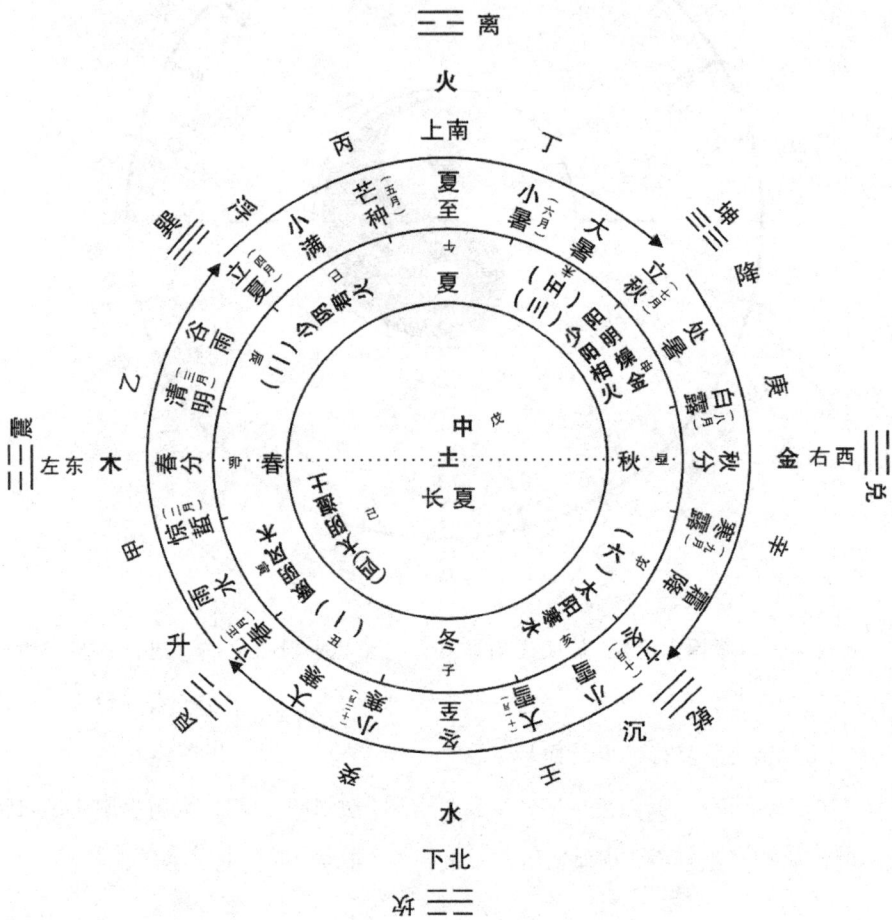

# 《伤寒论》四时八节二十四气
# 七十二候决病法

四时八节二十四气七十二候决病法：

立春正月节斗指艮，雨水正月中斗指寅。

惊蛰二月节斗指甲，春分二月中斗指卯。

清明三月节斗指乙，谷雨三月中斗指辰。

立夏四月节斗指巽，小满四月中斗指巳。

芒种五月节斗指丙，夏至五月中斗指午。

小暑六月节斗指丁，大暑六月中斗指未。

立秋七月节斗指坤，处暑七月中斗指申。

白露八月节斗指庚，秋分八月中斗指酉。

寒露九月节斗指辛，霜降九月中斗指戌。

立冬十月节斗指乾，小雪十月中斗指亥。

大雪十一月节斗指壬，冬至十一月中斗指子。

小寒十二月节斗指癸，大寒十二月中斗指丑。

二十四气，节有十二，中气有十二，五日为一候，气亦同，合有七十二候。

决病生死，此须洞解之也。